Câncer de pele
Conhecer para melhor combater

ADMINISTRAÇÃO REGIONAL DO SENAC NO ESTADO DE SÃO PAULO
Presidente do Conselho Regional: Abram Szajman
Diretor do Departamento Regional: Luiz Francisco de A. Salgado
Superintendente Universitário e de Desenvolvimento: Luiz Carlos Dourado

EDITORA SENAC SÃO PAULO
Conselho Editorial: Luiz Francisco de A. Salgado
Luiz Carlos Dourado
Darcio Sayad Maia
Lucila Mara Sbrana Sciotti
Jeane Passos de Souza
Gerente/Publisher: Jeane Passos de Souza (jpassos@sp.senac.br)
Coordenação Editorial/Prospecção: Luís Américo Tousi Botelho (luis.tbotelho@sp.senac.br)
Márcia Cavalheiro R. de Almeida (mcavalhe@sp.senac.br)
Administrativo: João Almeida Santos (joao.santos@sp.senac.br)
Comercial: Marcos Telmo da Costa (mtcosta@sp.senac.br)

Edição e Preparação de Texto: Vanessa Rodrigues
Produção Fotográfica: Adriane Abbade
Imagens: iStock, exceto pp. 42-43, 45, 52-54, 56-61, 106-110 (fotos dos autores)
Coordenação de Revisão: Luiza Elena Luchini
Revisão de Texto: Sandra Fernandes
Projeto Gráfico e Editoração Eletrônica: Manuela Ribeiro
Capa: Manuela Ribeiro
Imagem de Capa: iStock
Impressão e Acabamento: Gráfica & Editora Triunfal Ltda

Proibida a reprodução sem autorização expressa.
Todos os direitos desta edição reservados à
Editora Senac São Paulo
Rua 24 de Maio, 208 – 3º andar
Centro – CEP 01041-000
Caixa Postal 1120 – CEP 01032-970 – São Paulo – SP
Tel. (11) 2187-4450 – Fax (11) 2187-4486
E-mail: editora@sp.senac.br
Home page: http://www.editorasenacsp.com.br
© Editora Senac São Paulo, 2018

Dados Internacionais de Catalogação na Publicação (CIP)
(Jeane Passos de Souza – CRB 8ª/6189)

Oliveira, Daniel Arcuschin de
Câncer de pele : conhecer para melhor combater / Daniel Arcuschin de Oliveira, Heitor Carvalho Gomes, Renato Santos de Oliveira Filho, Lydia Masako Ferreira. – São Paulo : Editora Senac São Paulo, 2018.

Bibliografia.
ISBN 978-85-396-2467-6 (impresso/2018)
e-ISBN 978-85-396-2468-3 (ePub/2018)
e-ISBN 978-85-396-2469-0 (PDF/2018)

1. Pele (doenças) 2. Câncer de pele 3. Pele (cuidados e higiene) I. Gomes, Heitor Carvalho. II. Oliveira Filho, Renato Santos de. III. Ferreira, Lydia Masako. IV. Título.

18-812s   CDD – 616.99477
                                                        646.726
                                           BISAC HEA039130
                                                   MED085030

Índices para catálogo sistemático:
1. Câncer : Pele (doenças)   616.99477
2. Pele (cuidados e higiene) : Cosmetologia   646.726

Câncer de pele

Conhecer para melhor combater

Daniel Arcuschin de Oliveira
Heitor Carvalho Gomes
Renato Santos de Oliveira Filho
Lydia Masako Ferreira

Editora Senac São Paulo – São Paulo – 2018

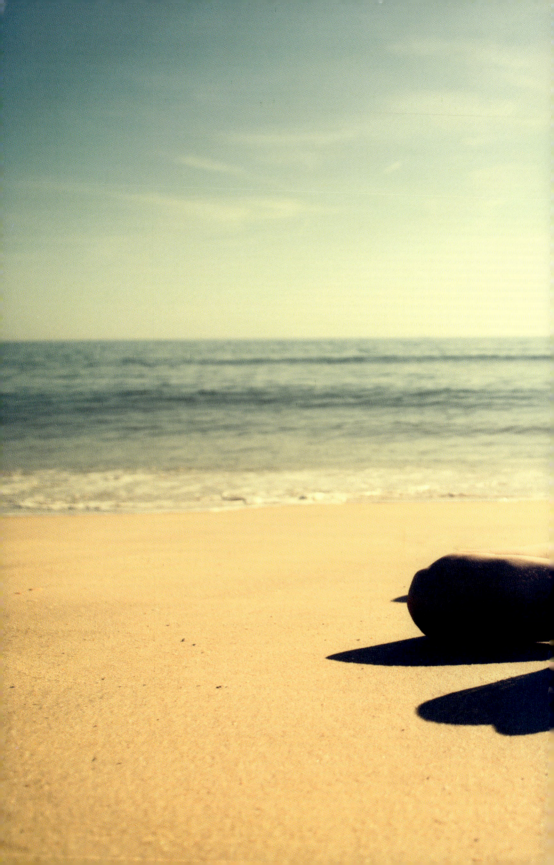

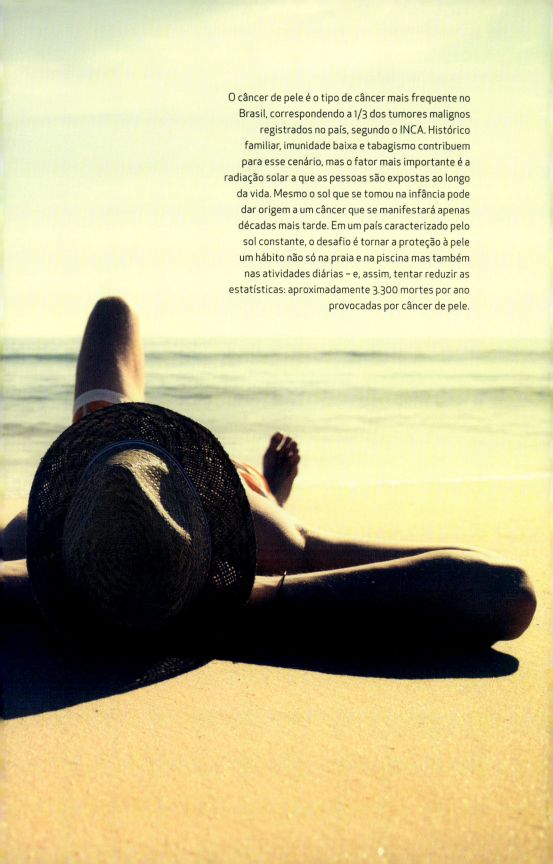

O câncer de pele é o tipo de câncer mais frequente no Brasil, correspondendo a 1/3 dos tumores malignos registrados no país, segundo o INCA. Histórico familiar, imunidade baixa e tabagismo contribuem para esse cenário, mas o fator mais importante é a radiação solar a que as pessoas são expostas ao longo da vida. Mesmo o sol que se tomou na infância pode dar origem a um câncer que se manifestará apenas décadas mais tarde. Em um país caracterizado pelo sol constante, o desafio é tornar a proteção à pele um hábito não só na praia e na piscina mas também nas atividades diárias – e, assim, tentar reduzir as estatísticas: aproximadamente 3.300 mortes por ano provocadas por câncer de pele.

sumário

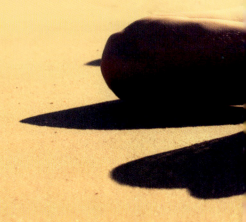

8	NOTA DO EDITOR
12	AGRADECIMENTOS

17	**A PELE**
20	Processos que acontecem em nossa pele
21	Danos à pele e cicatrização
23	Cor da pele × sol

29	**O SOL**
30	O sol que faz mal
32	Atenção não só entre 10 horas e 16 horas
33	A intensidade do sol (índice UV)
35	A radiação nos diferentes ambientes

41	**PINTAS E OUTROS SINAIS QUE NÃO SÃO CÂNCER**
41	Tumor benigno × tumor maligno
42	Pinta comum
43	Queratose seborreica
43	Cisto sebáceo

49	**OS CÂNCERES DE PELE**
49	Os caminhos do câncer
51	Tumores malignos na pele
52	O mais comum (carcinoma basocelular)
53	O segundo mais frequente (carcinoma espinocelular)
55	O menos comum, porém mais agressivo (melanoma cutâneo)
58	Pintas que podem virar câncer
62	Causas e riscos
66	Confirmação da doença

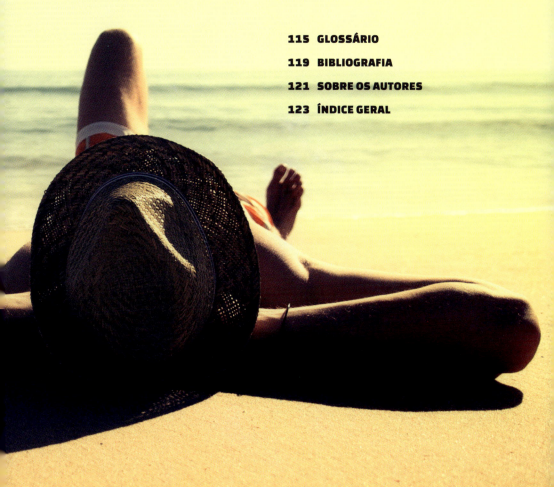

71	**PREVENÇÃO**
72	O que podemos e o que não podemos controlar
73	Escudos contra o sol
79	Proteção na praia
82	Atenção ao serviço de meteorologia
82	Proteção no dia a dia

89	**TRATAMENTO**
90	Descobrindo o câncer em detalhes para definir como tratar
96	Cirurgia ou medicação?
99	Perspectivas para o futuro

105	**RECONSTRUÇÃO**
105	Exemplos de tratamento cirúrgico
111	A vida depois da cirurgia

115	**GLOSSÁRIO**
119	**BIBLIOGRAFIA**
121	**SOBRE OS AUTORES**
123	**ÍNDICE GERAL**

nota do editor

Em muitas situações, o câncer de pele ainda é visto como uma enfermidade mais "superficial" – às vezes, uma lesão na pele que, mesmo incômoda, permanece por anos sem ser analisada por um médico.

Este livro foi desenvolvido para que o leitor possa colocar o câncer de pele no lugar que ele, merecidamente, ocupa como uma preocupação da área de saúde: é o câncer mais frequente no Brasil, correspondendo a 30% de todos os tumores malignos registrados no país, segundo o Instituto Nacional de Câncer José Alencar Gomes da Silva (INCA). Na forma mais agressiva – o melanoma cutâneo –, as células cancerígenas têm grande chance de avançar em profundidade e se espalhar para outros órgãos.

Câncer de pele: conhecer para melhor combater tem o mérito de compartilhar o conhecimento de quatro médicos cujas especialidades se complementam nas diversas frentes de atuação contra a doença. O resultado, que o Senac São Paulo traz a público, integra o mestrado profissional de um dos autores na conceituada Escola Paulista de Medicina da Universidade Federal de São Paulo (UNIFESP/EPM) e visa trazer ao grande público informações atualizadas sobre o tema.

Objetiva, clara e fartamente apoiada por imagens, esta obra apresenta uma visão ampla dos fatores de risco associados ao câncer de pele, descreve os tratamentos adotados e esclarece as dúvidas mais comuns que os médicos ouvem de seus pacientes, ressaltando a todo momento o papel da prevenção no dia a dia – que, à parte a evolução contínua da ciência, ainda se constitui na maneira mais efetiva de conter novos casos da doença.

Dedicamos este livro a todos os pacientes que, de uma forma ou de outra, contribuíram para sua realização.

Também o dedicamos a todos os leitores que, além do benefício próprio, serão multiplicadores das informações e dos conhecimentos contidos nestas páginas, levando-os a outras pessoas.

agradecimentos

Nossos sinceros agradecimentos a todos os pacientes, professores e fontes de conhecimento com quem tivemos contato ao longo da vida, e aos inúmeros colegas que compartilharam o tratamento multidisciplinar dos pacientes portadores de tumores cutâneos.

Ao Senac São Paulo, pelo apoio, pela edição e pela colaboração efetiva e indispensável para adequar a linguagem científica deste livro a uma linguagem mais acessível.

Ao curso de mestrado profissional em Ciência, Tecnologia e Gestão Aplicadas à Regeneração Tecidual da UNIFESP/EPM, pela inclusão deste livro em um projeto de pesquisa.

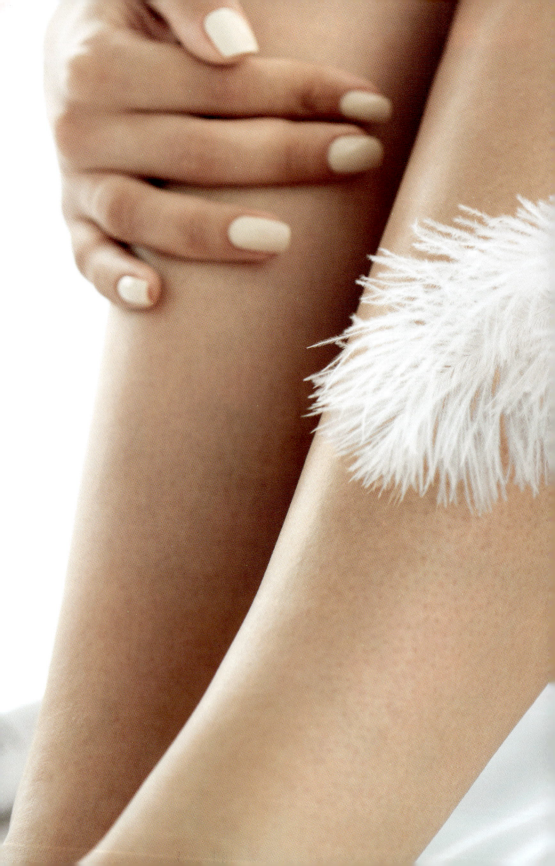

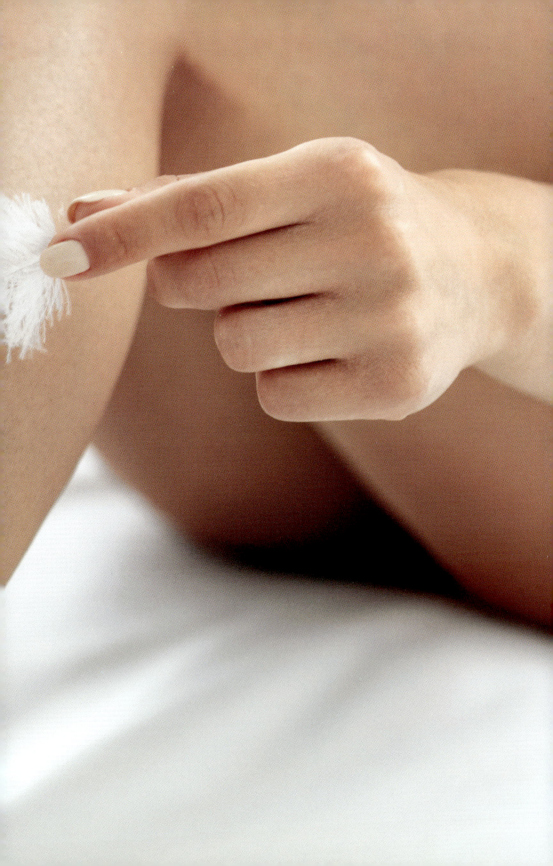

A pele

Quando se fala em órgão do corpo humano, geralmente se pensa em fígado, coração, bexiga, etc., mas não em pele. Pois ela é um órgão: é o maior e o mais pesado de todos, representando 16% do peso corporal. A pele é um sistema composto, integrado também por cabelos, pelos, unhas, glândulas responsáveis pelo suor e glândulas ligadas à oleosidade. Os problemas que esse sistema pode apresentar são identificados e tratados pelo médico dermatologista. Quando é constatado um câncer e há cirurgia para a retirada dele, passam a atuar também outros profissionais, como o cirurgião oncológico, especializado em operações que envolvem cânceres; o patologista, especialista em identificar um câncer analisando pequenas amostras do corpo; o cirurgião plástico, para a redução de alguma sequela estética.

A pele protege o corpo de ameaças físicas (como a agressão por um objeto), químicas (uma substância tóxica, por exemplo) e biológicas (contaminação por bactérias, por exemplo). Mas suas funções vão além da de "cobertura externa": a pele atua também controlando a perda de água do organismo, regulando a temperatura do corpo, ajudando no armazenamento de nutrientes. Além disso, concentra terminações nervosas de sensibilidade, de tato, de pressão e de temperatura: com a pele conseguimos ter sensações agradáveis e, também, desagradáveis, que servem de alerta: algo doendo, algo nos apertando, algo nos queimando.

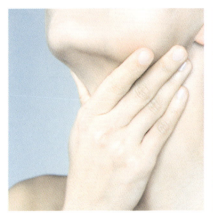
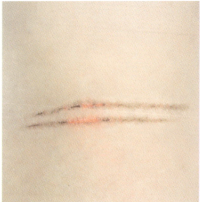

As funções que a pele cumpre enquanto órgão do corpo humano são determinadas pelas diferentes células que a compõem.

A célula é a unidade da vida. Todos os tecidos, órgãos, sistemas do organismo são formados por ela. **Tecidos** são conjuntos de células que têm origem comum e características específicas, cumprindo funções também específicas. Os órgãos, por sua vez, são compostos por tecidos. Já os **sistemas do organismo** contam com o trabalho dos órgãos, que realizam funções vitais ao funcionamento do corpo.

A pele faz parte de um sistema chamado tegumentar, assim como existem o sistema respiratório e o sistema muscular, entre outros.

Uma pessoa **adulta** tem mais de 70 trilhões de células. Cada célula possui um núcleo, que funciona como um "cérebro". A partir do núcleo elas se multiplicam, dentro de uma programação de acordo com o papel que vão desempenhar no corpo. Células novas se desenvolvem para substituir velhas que morrem, em um processo contínuo e natural ao longo da nossa vida. A programação cumprida por cada célula inclui a sua morte. Quando essa programação falha (por motivos que vamos explicar mais à frente), começam os tumores. Falaremos deles mais adiante.

DESTAQUE

AS CAMADAS DA PELE

A pele é composta da pele propriamente dita e do **tecido subcutâneo**. A **pele propriamente dita** divide-se em duas camadas: a epiderme (a primeira camada da pele) e a derme (a segunda). O **tecido subcutâneo** é a terceira camada e é também chamado de hipoderme. Abaixo dessa terceira camada, já começam os músculos.

A epiderme é muito fina. Em uma pessoa adulta, ela pode ter apenas 0,04 mm de espessura e no máximo 1,6 mm, dependendo da região do corpo. Já a derme é mais espessa: pode chegar a 3 mm. A hipoderme, que representa uma camada de gordura, tem uma espessura que varia de 0,05 mm a 5 mm. Essa é uma das explicações sobre por que algumas pessoas sentem mais frio do que outras. As mais acaloradas podem ter uma hipoderme mais espessa, o que forma uma "barreira térmica" mais eficiente.

É nas células da epiderme que começam os cânceres de pele. O tipo do câncer se diferencia de acordo com as células da epiderme a partir das quais eles se desenvolvem. O mais agressivo, o melanoma cutâneo, surge de células da epiderme chamadas melanócitos (mais informações na página 23).

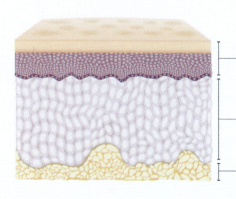

- **Epiderme:** é a camada superficial da pele e não tem vasos. Vasos são "tubos" pelos quais podem passar sangue (vasos sanguíneos) ou linfa (vasos linfáticos; a linfa é um líquido associado à defesa do organismo). Isso quer dizer que, quando sangramos, é sinal de que um ferimento atingiu a camada que vem abaixo da epiderme.

- **Derme:** vem depois da epiderme e contém vasos sanguíneos e vasos linfáticos. Aqui estão localizados o colágeno e a elastina, que são proteínas em forma de fios. Esses fios formam uma rede de sustentação e elasticidade para a pele. Conforme envelhecemos, essa rede se torna mais frágil porque as proteínas se rompem, causando a perda de firmeza típica da pele envelhecida.

- **Hipoderme:** chamada também de tecido subcutâneo, está abaixo da derme e une a pele aos músculos. A hipoderme é formada por tecido gorduroso, por isso protege o corpo do frio.

PROCESSOS QUE ACONTECEM EM NOSSA PELE

A epiderme, como vimos, é a primeira camada de pele; é a que está em contato direto com o meio externo. O próprio nome indica esse papel: em grego, *epi* quer dizer "em cima", e *derme* quer dizer "pele".

A espessura da epiderme varia conforme a função que ela exerce. Por exemplo, em áreas de maior atrito, como a palma das mãos e a planta (sola) dos pés, ela é mais "grossa" (embora estejamos falando aqui de milímetros, como vimos).

A epiderme é formada por cinco outras camadas, como mostra a figura abaixo. Nelas acontecem diversos dos processos que permitem à pele cumprir

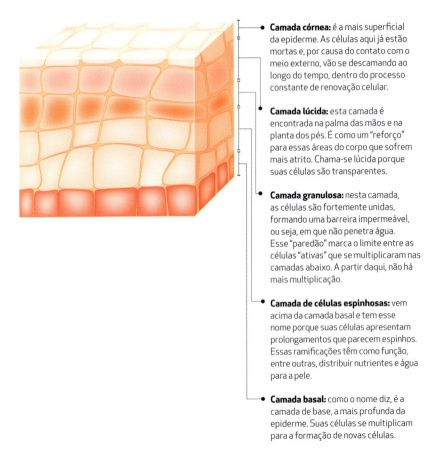

- **Camada córnea:** é a mais superficial da epiderme. As células aqui já estão mortas e, por causa do contato com o meio externo, vão se descamando ao longo do tempo, dentro do processo constante de renovação celular.

- **Camada lúcida:** esta camada é encontrada na palma das mãos e na planta dos pés. É como um "reforço" para essas áreas do corpo que sofrem mais atrito. Chama-se lúcida porque suas células são transparentes.

- **Camada granulosa:** nesta camada, as células são fortemente unidas, formando uma barreira impermeável, ou seja, em que não penetra água. Esse "paredão" marca o limite entre as células "ativas" que se multiplicaram nas camadas abaixo. A partir daqui, não há mais multiplicação.

- **Camada de células espinhosas:** vem acima da camada basal e tem esse nome porque suas células apresentam prolongamentos que parecem espinhos. Essas ramificações têm como função, entre outras, distribuir nutrientes e água para a pele.

- **Camada basal:** como o nome diz, é a camada de base, a mais profunda da epiderme. Suas células se multiplicam para a formação de novas células.

suas funções de proteção do corpo, de regulação da temperatura, de armazenamento de nutrientes, de controle de água, etc. Esses processos ocorrem "de baixo para cima", iniciando-se na camada mais profunda da epiderme (chamada de camada basal). O final desses processos é marcado pela descamação da pele, que ocorre na camada mais superficial (que tem o nome de camada córnea). Esse caminho entre a multiplicação de células na camada basal e o desprendimento das células mortas na camada córnea pode levar cerca de um mês, variando conforme a região do corpo. No dia a dia, muitas vezes não percebemos essa descamação, que acontece em atitudes simples e corriqueiras, como quando nos enxugamos com a toalha após o banho, por exemplo.

DANOS À PELE E CICATRIZAÇÃO

Ferimento

Quando nos machucamos, ocorre a liberação de substâncias químicas no local da ferida. Essas substâncias atraem células que vão iniciar o processo de reparação/cicatrização. As "casquinhas" que se formam são resultado do ressecamento de secreção e de soro liberados no local do ferimento. Por isso, elas não devem ser retiradas, pois com o tempo, caem sozinhas.

A pele que surge após a casca cair exige um cuidado maior. Aplicar protetor solar nessas áreas pode evitar que a região escureça.

Ferimentos maiores podem exigir que a pele seja suturada. Suturar é o termo médico para "costurar a pele", como em uma cirurgia. Os pontos são feitos com materiais próprios para isso (fios de materiais diversos), e aqueles que são internos não precisam ser retirados depois, sendo absorvidos pelo organismo. Uma vez realizada a sutura, a cicatrização começa a ocorrer, podendo ser dividida em três fases: inflamatória, proliferativa e de reparo (ou manutenção).

- **Na fase inflamatória**, que dura entre 1 e 4 dias, para de haver sangramento e ocorre uma inflamação "proposital", que dá início à cicatrização.

- **Na fase proliferativa**, que dura de 5 a 20 dias, existe uma regeneração, com formação de vasos e tecidos.
- **Na fase de reparo (ou manutenção)**, que se inicia perto do 21º dia e dura alguns meses, a cicatriz inicial vermelha vai sendo reduzida, fortalecida e modelada até se tornar madura e clarear. A cicatrização varia de uma pessoa para outra.

Queloide

O queloide é uma lesão proliferativa (saliente) composta por excesso de tecido de cicatrização. Essa lesão atinge a pele normal além da região inicial do corte. A cor inicial, avermelhada, torna-se mais escura com o tempo. O queloide costuma ocorrer meses após a lesão inicial. As causas são diversas: histórico familiar, demora na cicatrização por complicações locais, pele negra, região do corpo (orelhas, ombros e tórax são mais propensos). O tratamento é muito difícil, porque o queloide, ao ser retirado, costuma voltar ainda maior – por isso, é preciso consultar um especialista no assunto.

Hematoma

O hematoma ocorre quando há um sangramento interno. Ele é representado pelas manchas roxas que vemos na pele após uma batida, por exemplo. Pessoas que têm problemas de coagulação podem ficar com marcas roxas mesmo com batidas leves.

Queimadura

A queimadura é uma lesão da pele causada por agentes de temperatura, químicos, elétricos ou radioativos, que levam à morte das células afetadas.

A **queimadura de primeiro grau**, menos grave, atinge apenas a epiderme, provocando a vermelhidão desta. A epiderme, como vimos, já tem terminações nervosas, por isso uma queimadura, ainda que leve, é capaz de causar dor.

Na **queimadura de segundo grau**, mais grave que a de primeiro grau, parte da derme é atingida. Ocorrem bolhas e espessamento da pele.

Na **queimadura de terceiro grau**, a mais grave de todas, todas as camadas da pele são atingidas. A área afetada se torna branca e espessada e adquire uma textura de "couro" ao toque.

No caso da queimadura solar especificamente, ela começa com uma vermelhidão (primeiro grau) que surge de 3 a 5 horas após a exposição ao sol e piora em 12 a 24 horas depois da exposição. A pessoa sente dor e ardor, seguidos de descamação. Nos casos mais graves há dor forte, bolhas (ou seja, queimadura de segundo grau) e insolação (mais informações sobre insolação na página 36).

COR DA PELE × SOL

A cor de cada pessoa é determinada pelas células denominadas melanócitos, presentes na epiderme. Os melanócitos fabricam a melanina, que é o pigmento que dá cor à pele.

A radiação solar estimula os melanócitos a produzirem melanina. Quanto mais melanina concentrada, mais escura fica a pele: é o bronzeamento. Em termos médicos, o bronzeamento é um mecanismo de defesa, de proteção das células da epiderme, pois a melanina retém a radiação, evitando que esta atinja o núcleo das células (DNA), produzindo mutações que podem virar câncer.

A pele é praticamente idêntica em todas as raças humanas. Os melanócitos estão presentes na mesma quantidade nas peles escuras e nas claras; contudo, nos indivíduos de pele escura os melanócitos produzem mais melanina do que nas pessoas de pele clara.

Ao longo do tempo, os estudos permitiram criar uma "tabela" que correlaciona as características de pele, olhos e cabelos das pessoas e a reação ao sol.

Caso a exposição ao sol seja constante, todos os dias, o bronzeado permanece. Quando esse estímulo para, o bronzeado tende a desaparecer, pois os pigmentos de melanina vão sendo degradados. Variando de pessoa para pessoa, geralmente em 1 ou 2 semanas o bronzeado desaparece.

Cor da pele	Cor dos olhos e dos cabelos	Como reage ao sol
Muito clara; sardas são comuns.	Cabelos loiros, castanhos, ruivos; olhos azuis, verdes, cinza, cor de mel.	Queima-se com frequência; raramente se bronzeia.
Clara; europeu de pele clara.	Cabelos claros, cabelos escuros; olhos azuis, verdes, castanhos, cinza, cor de mel.	Queima-se com frequência; às vezes se bronzeia.
Clara média; europeu de pele escura.	Geralmente, cabelos castanhos; olhos azuis, verdes, castanhos, cor de mel e raramente pretos.	Queima-se às vezes; bronzeia-se com frequência.
Escura média; pessoas oriundas do sul da Europa e do norte da África; pele cor de oliva.	Geralmente, cabelos escuros, cabelos pretos; olhos azuis, verdes, castanhos, pretos.	Raramente se queima; bronzeia-se com frequência.
Escura, "marrom" ou "parda".	Cabelos pretos; olhos castanhos, cor de mel, pretos.	Raramente se queima; bronzeia-se com frequência.
Muito escura ou "negra".	Cabelos e olhos pretos, com poucas variações.	Raramente se queima; bronzeia-se com frequência.

Os produtos bronzeadores contêm substâncias (como a tirosina) que aceleram a produção natural da melanina, induzindo a uma maior pigmentação da pele. Alimentos ricos em caroteno, como a cenoura, a manga e o mamão, se consumidos regularmente, favorecem o bronzeamento. O betacaroteno é um pigmento natural que propicia as cores intensas de algumas plantas e seus frutos, principalmente os amarelos e alaranjados.

Bronzeado e a "aparência de saudável"

Os estudos médicos que têm sido feitos ao longo dos anos sugerem que existe relação entre comportamentos relacionados ao bronzeamento e risco elevado de melanoma cutâneo (a forma mais grave de câncer de pele).

Principalmente entre as pessoas mais jovens, apesar do conhecimento sobre os riscos e sobre as maneiras de proteção, prevalece o hábito de se expor ao sol sem o devido cuidado. Esse hábito é alimentado por crenças e atitudes em relação ao bronzeado e estimulado por influência do grupo e de pessoas tidas como referência de beleza, promovendo a valorização estética do bronzeado. Nesse processo, mais pessoas se expõem à radiação e com maior frequência. A pele bronzeada não é saudável, pois foi danificada pela radiação ultravioleta solar (mais informações sobre radiação na página 29).

TIRA-DÚVIDAS

- É possível obter um bronzeamento que não tenha efeitos danosos para a pele?

    Sim. A exposição regular aos raios solares até as 10 horas e depois das 16 horas (ou até as 9 horas e depois das 17 horas, dependendo do índice de radiação ultravioleta; mais informações na página 82) permite um bronzeamento da pele mais seguro e a produção de vitamina D.

- Existe um tipo de pele mais sensível quando se fala em câncer de pele?

    Sim. Os estudos mostram que características de pele clara, geralmente acompanhada de olhos e cabelos claros, loiros ou vermelhos, estão associadas ao aumento do risco de câncer de pele.

- Quanto mais escura a pele, menor a chance de desenvolver um câncer de pele? Por quê?

    Sim. A pele escura apresenta mais melanina e filtra mais as radiações solares. Entretanto, o câncer de pele também ocorre nas pessoas de pele escura, muitas vezes em razão de uma exposição mais intensa ao sol.

VALE LEMBRAR

- A pele é o maior órgão do corpo humano e suas funções vão muito além da proteção corporal.

- O câncer de pele mais agressivo se forma a partir das células da pele responsáveis pelo escurecimento da pele (o bronzeado).

- O bronzeado é, na verdade, uma defesa da pele que ocorre quando ela é atingida pela radiação solar.

- Peles escuras são mais resistentes ao sol, porém pessoas com esse tom de pele não estão livres de desenvolver câncer de pele.

O sol

De toda a energia solar que chega à superfície da Terra, cerca de 9% corresponde à radiação ultravioleta (RUV), também chamada de raios ultravioleta ou raios UV. A RUV é a mais energética entre as radiações emitidas pelo sol e representa perigo para diversas formas de vida na superfície terrestre. A camada de ozônio na atmosfera funciona como um escudo, impedindo que a maior parte da RUV alcance o nosso planeta.

A radiação ultravioleta pode ser classificada em A, B ou C, de acordo com o comprimento de suas ondas (ou seja, a maneira como a energia é emitida). A onda é medida em nanômetros (nm).

Os **raios ultravioleta A (UVA)** têm um comprimento de onda de 320 nm a 400 nm e são os que mais atingem a superfície terrestre, pois **não são absorvidos pela camada de ozônio**. Eles representam a maior porção do espectro ultravioleta e incidem de igual maneira durante o dia e em todas as estações do ano, incluindo os dias nublados e com baixa luminosidade.

Os **raios ultravioleta B (UVB)** têm comprimento de onda na faixa de 280 nm a 320 nm e **são parcialmente absorvidos pela camada de ozônio**. Ficamos mais expostos a eles nos dias de verão, principalmente no período entre as 10 horas e as 16 horas, em regiões de altitudes elevadas e próximas à linha do Equador (como o Brasil). Ou seja, existe diferença entre a insolação em uma cidade de montanha e de praia, pois, quanto mais elevada é a altitude, menos espessa é a atmosfera sobre ela (atmosfera menos espessa = maior quantidade de radiação ultravioleta atingindo a superfície terrestre, aumentando o risco de queimadura solar). Por isso, é um engano pensar que tomar sol em uma cidade de montanha, no interior, pode ser menos danoso do que no litoral.

Já os **raios ultravioleta C (UVC)** apresentam um comprimento de onda entre 200 nm e 280 nm e são **completamente absorvidos pela camada de ozônio**.

É preciso destacar que os raios ultravioleta apresentam benefícios à vida humana. Sob exposição dos raios UV, a pele produz vitamina D. A vitamina D está ligada à formação dos ossos, combatendo doenças como osteoporose. Alguns estudos apontam que a falta dessa vitamina pode estar associada a alguns tipos de câncer, como o de mama. Além disso, a exposição moderada à luz solar fortalece o sistema de defesa do organismo e ajuda a tratar problemas de pele como psoríase (doença inflamatória da pele). Também há estudos observando que a exposição solar é benéfica no combate à depressão e ao mal de Alzheimer. Mas o banho de sol deve ser de apenas 15 a 30 minutos diários, de preferência antes das 10 horas e depois das 16 horas. Uma exposição mais prolongada é contraindicada.

O SOL QUE FAZ MAL

Como vimos, os raios UV representam uma porcentagem muito pequena dos raios solares (9%), mas mesmo assim são a principal causa dos efeitos nocivos do sol sobre a pele.

Os raios UVA, embora não causem queimaduras, são capazes de penetrar nas camadas mais profundas da pele e danificar as fibras de colágeno e elastina. O colágeno e a elastina, como vimos, estão presentes na derme (a segunda camada da pele) e são proteínas que formam uma rede de sustentação e elasticidade. A ação solar ao longo do tempo provoca a ruptura dessas proteínas, prejudicando suas funções e levando ao envelhecimento natural da pele. A exposição intensa à radiação solar pode antecipar esse processo, causando envelhecimento precoce.

DESTAQUE

A "memória" da pele

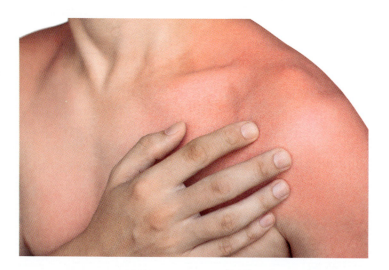

A radiação solar é considerada o fator ambiental (ou seja, não ligado à genética) mais importante no desenvolvimento do câncer de pele. Os estudos apontam que recebemos 80% de toda a exposição solar em nossa vida até os 18 anos de idade, e a experiência médica mostra que as pessoas que manifestam câncer de pele foram expostas a grandes quantidades de sol ao longo da vida ou receberam picos intensos dessa exposição, com queimadura solar.

Por isso, não é mito a informação de que o sol que tomamos na infância fica "guardado na memória" da pele e que os problemas podem aparecer só depois dos 50 anos. Como vimos, a radiação solar é capaz de provocar mutações e alterações nas células, e essas alterações podem ser transmitidas para as células novas resultantes do processo de multiplicação celular. Com o tempo, elas podem acumular outras mutações, resultando em câncer de pele.

A destruição da camada de ozônio permite que uma quantidade maior de raios ultravioleta chegue à superfície da Terra, contribuindo para o aumento dos casos de câncer de pele.

Os raios UVB, por sua vez, atingem mais a epiderme (a primeira camada da pele), provocando vermelhidão e queimaduras. A superexposição a esses raios, além dessas complicações, pode levar ao surgimento de sardas e manchas e aumentar o risco de desenvolvimento de câncer de pele.

Esses processos ocorrem porque os raios ultravioleta atingem o núcleo celular, levando a alterações nos genes (mutações). Essas células alteradas escapam do controle da multiplicação celular, podendo originar o câncer.

Quando falamos em malefícios da radiação solar, precisamos pensar em um "trabalho conjunto" dos raios UVA e UVB. Como vimos, a incidência dos raios UVA é a mesma ao longo do dia e os UVB incidem mais entre 10 horas e 16 horas; mas os dois, juntos, geram um efeito mais danoso, porque os raios UVA potencializam os UVB.

ATENÇÃO NÃO SÓ ENTRE 10 HORAS E 16 HORAS

O famoso intervalo em que se deve evitar a exposição solar – das 10 horas às 16 horas – é a "regra básica" contra os efeitos danosos da radiação porque nesse período a espessura da atmosfera a ser percorrida pelos raios ultravioleta é menor. (Caso esteja vigorando o horário de verão, devemos considerar as 17 horas como o fim do período de atenção.)

Um "dia completo" tem 24 horas porque esse é o tempo que a Terra leva para fazer o movimento de rotação (girando ao redor de seu próprio eixo). Com esse movimento, dias e noites se alternam sucessivamente. Quando amanhece, os raios solares incidem de maneira mais inclinada, tendo de atravessar uma distância maior de atmosfera para atingir a superfície terrestre. Esse mesmo fenômeno se repete ao entardecer. Ao meio-dia os raios incidem verticalmente, percorrendo uma distância menor de atmosfera; é o momento mais prejudicial para a pele. (No horário de verão, corresponde às 13 horas.)

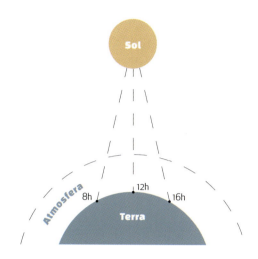

Radiação solar atravessando a atmosfera e chegando à superfície da Terra. Ao meio-dia, a espessura da atmosfera é menor, permitindo maior incidência na superfície terrestre.

Mas esse intervalo entre 10 horas e 16 horas pode ser estendido para uma maior proteção da pele. No Nordeste, por exemplo, é melhor evitar a exposição solar já partir das 9 horas, assim como em outras localidades podemos sentir o sol forte mesmo às 17 horas. Para um cuidado ainda mais eficaz, é importante observar o índice de radiação ultravioleta do ambiente em que você está agora (ou vai estar mais tarde e nos próximos dias).

A INTENSIDADE DO SOL (ÍNDICE UV)

O índice de radiação ultravioleta (IUV), ou índice UV, é uma medida da intensidade da radiação solar na superfície da Terra. Quanto mais alto, maior o risco de danos à pele. Para calcular o índice UV é utilizado um modelo computacional que considera os seguintes fatores:

- a concentração de ozônio do local;
- a posição geográfica do local;
- a altitude da superfície;
- o tipo de superfície;
- a estação do ano;
- a hora do dia.

Esse cálculo geralmente é feito pelos serviços de meteorologia. Com o cruzamento dos dados, chega-se a um número, que é o valor do índice. Índice UV 1 significa nível baixo de radiação, enquanto um índice igual ou superior a 11 é considerado extremo. No Rio Grande do Norte, os estudos mostram que às 9 horas já se observam índices ultravioleta entre 13 e 14. Em algumas localidades de São Paulo, o índice UV pode chegar a 15 no verão (mais informações sobre como se proteger considerando o índice UV na página 83).

baixo	moderado	alto	muito alto	extremo
Índices UV: 1	Índices UV: 3	Índices UV: 6	Índices UV: 8	Índice UV: 11+
2	4	7	9	
	5		10	

TIRA-DÚVIDAS

- A falta de sol pode causar falta de vitamina D no corpo. Como podemos equilibrar a necessidade de tomar sol e evitar o câncer de pele?

    O sol que recebemos até as 9/10 horas e depois das 16/17 horas é suficiente para estimular a produção de vitamina D e contém baixa radiação ultravioleta B, que é a principal causadora do câncer de pele.

- Por que os médicos recomendam que as gestantes fiquem ainda mais atentas à exposição solar? A finalidade é apenas estética ou pode ter relação com o câncer de pele?

    Os hormônios da gravidez estimulam o crescimento dos melanócitos, que são as células que produzem a melanina. Uma consequência desse aumento de melanina é a linha escura que se forma na barriga de muitas gestantes, geralmente abaixo do umbigo. Também é comum que apareçam novas pintas na pele durante a gravidez, e que as pintas já existentes aumentem de tamanho. Todos esses processos hormonais que alteram a pigmentação podem fazer com que uma lesão (pinta) pré-maligna existente na pele da mulher venha a desenvolver um câncer. Por essas razões, a recomendação de passar o protetor de 2 em 2 horas, que vale para todas as pessoas, é especialmente importante no caso das gestantes.

- **Sol no couro cabeludo também é uma porta para o câncer de pele?**

    Sim, especialmente se os cabelos forem curtos ou se houver calvície.

- **Passar loções pós-sol pode ajudar a prevenir o câncer de pele?**

    As loções pós-sol funcionam revertendo o ressecamento e o desconforto causados pela queimadura solar e impedem a descamação precoce da pele, mas não são capazes de reverter os efeitos da radiação solar como estimuladora de câncer.

A RADIAÇÃO NOS DIFERENTES AMBIENTES

Como vimos, o índice de radiação ultravioleta é determinado, entre outros fatores, pelas condições atmosféricas. Estas, por sua vez, sofrem influência da poluição. Assim, é mito pensar que no dia a dia das cidades tomamos menos sol do que se estivéssemos na praia e na piscina. Além da poluição, outros fatores, como concentração de construções e falta de arborização, podem potencializar a radiação solar. A água, a neve e a areia também exercem um papel importante, pois refletem a radiação solar e potencializam seu efeito na pele.

Na praia especificamente, além da areia (que aumenta o reflexo dos raios solares), o sal marinho pode intensificar os danos à pele. Quando a água marinha evapora, o sal permanece, e a radiação que se reflete nele amplia o risco de queimadura solar. Por isso, é recomendável que, após um banho de mar, todo o sal seja retirado da pele (com uma ducha de água, por exemplo).

Banho de sol × insolação

Ficar vermelho ao final de um dia de sol é um sinal evidente de que a pele foi atingida pelos raios UVB (e pelos UVA também), mas não significa necessariamente "insolação". A insolação é uma condição caracterizada por um mal-estar consequente à exposição prolongada e intensa ao sol. Na insolação, o mecanismo de transpiração (perda de calor) do organismo falha e a temperatura corporal aumenta. Os sintomas mais frequentes, além das queimaduras na pele, são febre, dor de cabeça e tontura. É preciso procurar atendimento médico, pois em casos graves de insolação a pessoa pode perder a consciência.

Mesmo que uma vermelhidão na pele seja diferente de insolação, as duas situações estão ligadas ao desenvolvimento do câncer de pele, porque, como vimos, os estudos mostram que os pacientes com esse câncer foram expostos a grandes quantidades de exposição solar durante a vida ou receberam picos intensos de sol.

TIRA-DÚVIDAS

- **Existem vezes em que tomamos muito sol e, no fim do dia, sentimos arrepios. O que isso significa?**

  Ao tomarmos sol em excesso (especialmente na praia, onde além da radiação que vem de cima há o reflexo dos raios na areia), a pele fica muito quente. Quando, no fim do dia, o corpo entra em contato com uma temperatura mais baixa (às vezes, com vento), essa diferença de temperatura é captada pelas terminações nervosas sensitivas presentes na pele, levando à sensação de arrepios.

- **Quando alguém está na piscina e entra na água para se refrescar, isso potencializa a insolação?**

  Não. O fato de resfriar o corpo diminui o risco de insolação, portanto se refrescar na água é um dos mecanismos de proteção. Mas a água reflete os raios solares e potencializa os danos à pele, aumentando o risco de câncer. Daí a importância de evitar exposição ao sol, mesmo na água, naquele intervalo entre 9/10 horas e 16/17 horas.

- Por que quando usamos óculos de sol na praia e na piscina ficamos com a impressão de que o nariz fica mais queimado do que o restante da face?

  São duas principais hipóteses para essa impressão: (1) o nariz é a região mais projetada da face, portanto mais exposta aos raios solares; (2) as lentes dos óculos de sol refletem os raios solares, que atingem o nariz em razão de sua localização mais projetada na face.

VALE LEMBRAR

- Os chamados raios ultravioleta do sol podem ser dos tipos A, B e C. Os raios ultravioleta A (UVA) e B (UVB) são os que conseguem chegar à pele.

- Os UVA penetram na pele mesmo em dias nublados. Além de causar envelhecimento, com o tempo contribuem para o desenvolvimento do câncer. Os UVB são associados aos dias mais ensolarados: são eles que deixam a pele vermelha e provocam queimaduras. Por isso, têm um papel importante no desenvolvimento do câncer.

- O horário entre 10 horas e 16 horas é o de maior radiação solar sobre a Terra, mas é preciso levar em conta também o índice UV, que varia de acordo com localidade, condições atmosféricas e hora do dia.

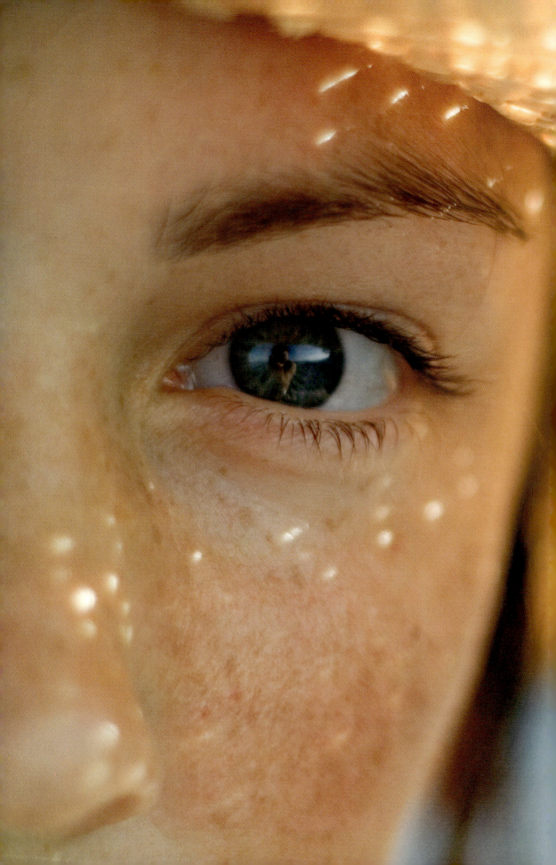

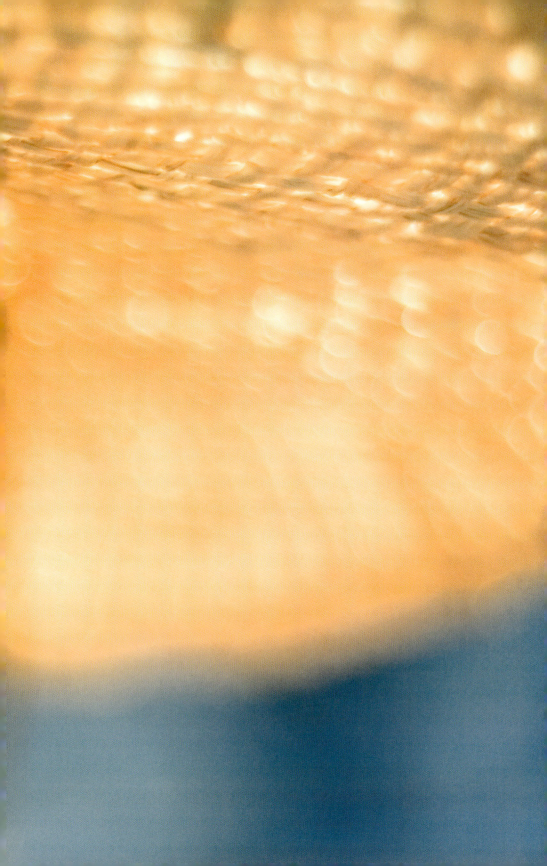

Pintas e outros sinais que não são câncer

As pintas e os sinais de pele podem apresentar forma, textura e coloração variadas, gerando dúvida e até apreensão quando surgem ou são notados. Cientificamente, eles são considerados tumores – porém, são tumores benignos. Sendo benignos, significa que não são câncer.

TUMOR BENIGNO × TUMOR MALIGNO

A palavra "tumor" é usada para definir uma massa resultante do crescimento/multiplicação celular.

Fatores como histórico familiar, tabagismo e radiação solar podem provocar mutações nas células, fazendo com que elas se multipliquem de forma desorganizada, com perda de suas características normais e do controle dessa multiplicação. Esse é o processo que origina um tumor maligno.

Um tumor é benigno quando não apresenta capacidade de invadir tecidos vizinhos ou de se disseminar para outros órgãos; não existe perda do controle da multiplicação celular. Não se usa a palavra "câncer" para tumores benignos.

Já o tumor maligno consegue entrar nos tecidos vizinhos e "viajar" pelo corpo até se instalar em outros órgãos. A palavra "câncer" se refere sempre a um tumor maligno.

A grande maioria dos tumores benignos não se transforma em maligno. A seguir, falamos de alguns dos principais tumores benignos de pele.

PINTA COMUM

As pintas na pele são também chamadas, na medicina, de nevos e lesões pigmentadas.

As mais comuns (marrom ou marrom-escura) desenvolvem-se a partir dos melanócitos, que são as células responsáveis pela pigmentação da pele. Por isso, essas pintas de cor marrom também são denominadas pela medicina nevo melanocítico. Elas podem ser visíveis desde quando a pessoa nasce (ou poucas semanas depois do nascimento) ou surgir durante a vida, estimuladas pela radiação solar.

As pintas avermelhadas são chamadas de nevos rubi. Elas resultam da proliferação de vasos sanguíneos, por isso têm cor vermelho brilhante ou em tom violeta. Como a proliferação de vasos sanguíneos ocorre conforme envelhecemos, as pintas dessas cores são mais comuns na idade madura. Elas aparecem principalmente no tronco e medem cerca de 1 mm a 5 mm.

As pintas (ou nevos) são benignas. Entretanto, cerca de 20% a 30% dos melanomas cutâneos (a forma mais agressiva de câncer de pele) são originários de uma pinta já existente. Por isso, é preciso prestar atenção a algumas características suspeitas das pintas (mais informações na página 58).

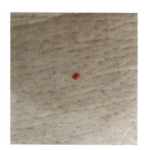

Nevo rubi. Eles surgem principalmente no tronco e são formados a partir da proliferação dos vasos sanguíneos. São lesões de pele benignas.

QUERATOSE SEBORREICA

Aqui estamos falando de placas de tamanhos variados cobertas por camadas que descamam. As queratoses podem ser de diferentes colorações: amarelas, cinzentas ou mesmo negras. Elas parecem estar "colocadas" sobre a pele, bem circunscritas, sem infiltrações. São mais frequentes em pessoas idosas e surgem por causa do acúmulo de queratina, proteína produzida na epiderme (a primeira camada da pele).

O tratamento é simples: as queratoses são "queimadas" pelo médico, que para isso pode usar duas técnicas diferentes: eletrocoagulação (retirada "a quente") ou nitrogênio líquido ("a frio"). Essa retirada "a frio" também é chamada de criocirurgia. Os dois procedimentos são feitos em consultório, com anestesia local.

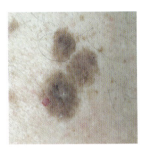

Queratose seborreica, muitas vezes confundida com uma lesão maligna na pele, apesar de ser benigna.

CISTO SEBÁCEO

O cisto sebáceo é um caroço fechado, abaixo da superfície da pele, preenchido com material branco, semissólido e de cheiro forte – o sebo. É macio

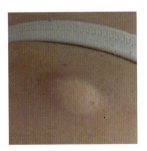

Cisto sebáceo, que apesar de benigno precisa ser tratado quando apresenta mudança de tamanho ou se torna infectado.

ao toque, tem tamanhos variados e geralmente apresenta formato redondo. Um trauma na pele ou nos folículos cutâneos (pelos) pode causar obstrução da glândula sebácea, ocasionando o acúmulo do sebo e, consequentemente, o cisto. Eles surgem em qualquer região do corpo, e geralmente é necessário tratamento médico quando apresentam crescimento ou quando se tornam infectados.

TIRA-DÚVIDAS

- Existe diferença entre pinta e sarda?

  Sim. Sardas são pequenas manchas, não salientes, de cor marrom ocre, causadas pelo aumento da melanina em decorrência da exposição excessiva ao sol e de fatores genéticos. São comuns em pessoas de pele clara, em áreas da pele da parte superior do corpo, como as bochechas, o nariz, os braços e os ombros. São lesões benignas e não se transformam em câncer. Pintas são manchas de cor marrom ou negras, salientes ou não, que podem surgir em qualquer parte do corpo. Podem aparecer desde o nascimento ou com o avançar da idade.

- Como e por que aparecem pintas na pele ao longo da vida?

  Existe o fator genético para o aparecimento de pintas, tanto no nascimento como ao longo da vida. A exposição ao sol estimula não só o aparecimento como também o crescimento e as modificações da pinta. Em geral, de 20% a 30% dos melanomas cutâneos ocorrem em pintas preexistentes.

- Há diferença entre as pintas de nascença (ou que surgem nos primeiros anos de vida) e as que aparecem mais na idade madura?

  Quanto à aparência e ao risco de se tornarem malignas, não existe diferença entre as pintas de nascença e as que surgem mais na idade madura.

- Uma pinta se modifica ao longo da vida? O que pode ser considerado normal nessa mudança e o que pode servir de alerta?

  Toda modificação que ocorre em uma pinta é um sinal de alerta (crescimento, irregularidade, coloração), evidenciando risco de se tornarem malignas. Algumas pintas podem apresentar potencial para desenvolver malignidade e devem ser retiradas (mais informações na página 58).

DESTAQUE

PINTAS BENIGNAS

As pintas que não apresentam malignidade geralmente são menores que 6 mm, apesar de também existirem cânceres de pele com menos de 6 mm. As pintas benignas possuem limites nítidos, têm de uma a duas cores e são simétricas, ou seja, se "dividirmos" imaginariamente a pinta em duas partes, elas serão iguais.

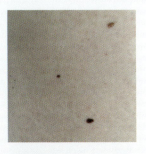

Também nas costas, essa pinta mais escura (nevo melanocítico) é benigna e tem características típicas de benignidade (contornos regulares e uma só cor).

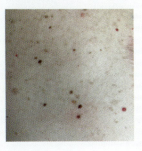

Lesões benignas de pele das costas. As pintas escuras são os nevos melanocíticos, com as características típicas de benignidade (pequenos, arredondados, com uma cor só e de limites nítidos com a pele vizinha). As pintas avermelhadas são os nevos rubi, também benignos, formados a partir da proliferação de vasos sanguíneos.

VALE LEMBRAR

- As pintas podem ser visíveis quando a pessoa nasce (ou poucas semanas depois do nascimento) ou surgir durante a vida, estimuladas pela radiação solar.

- Pintas comuns são benignas, mas de 20% a 30% dos melanomas cutâneos (forma mais agressiva do câncer de pele) surgem de pintas, por isso aquelas que apresentam características suspeitas devem ser investigadas (mais informações na página 58).

- As pintas que não apresentam malignidade costumam ter menos de 6 mm, mas há casos de câncer de pele em pintas menores que 6 mm.

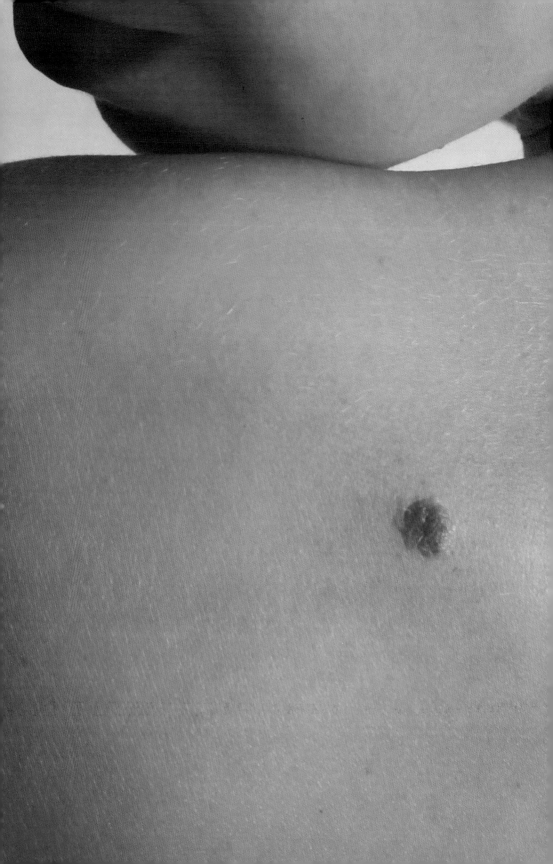

Os cânceres de pele

OS CAMINHOS DO CÂNCER

Como visto no capítulo anterior, um tumor maligno é aquele que consegue invadir os tecidos vizinhos e se disseminar em outros órgãos do corpo. Esse tumor é conhecido como câncer.

As descrições antigas em grego usavam a palavra *karkínos*, que significa "caranguejo", para descrever a doença. Segundo essas descrições, as veias sanguíneas ao redor do tumor seriam semelhantes às pontas da carapaça e às patas do animal. A palavra "câncer" vem do termo *cancer*, o modo em latim de se referir a "caranguejo".

Um tumor maligno consegue se disseminar pelo corpo a partir de três maneiras:

- **com as células cancerosas se espalhando pelo próprio tecido em que o tumor maligno começou.** Neste caso, o câncer se alarga ou se aprofunda, alcançando tecidos próximos. Órgãos são formados por tecidos; portanto, órgãos com tecidos cancerosos passam a falhar em suas funções que são vitais para o organismo.

Câncer de pele

- **pelo sistema linfático.** Este sistema, o principal de defesa do organismo, é formado por vasos linfáticos ("tubos" que transportam a chamada linfa) e por linfonodos (antigamente chamados de gânglios). A linfa é um líquido responsável pela eliminação de impurezas que as células produzem. Os linfonodos, presentes nos vasos, são os "filtros" das impurezas. A disseminação do tumor maligno pelo sistema linfático ocorre quando as células cancerosas usam os vasos linfáticos e os linfonodos para chegar a outras partes do corpo.
- **pelo sangue.** As células cancerígenas "viajam" pelos vasos sanguíneos até outros órgãos e regiões do corpo, implantando-se ali.

O **tumor inicial** é chamado de **tumor primário**. Quando o câncer se espalha para outra parte do corpo, ocorre a chamada **metástase**. Caso as células que "viajaram" formem um tumor em outra região do corpo, este passa a se chamar **tumor metastático**. Ele é o mesmo tipo de câncer do

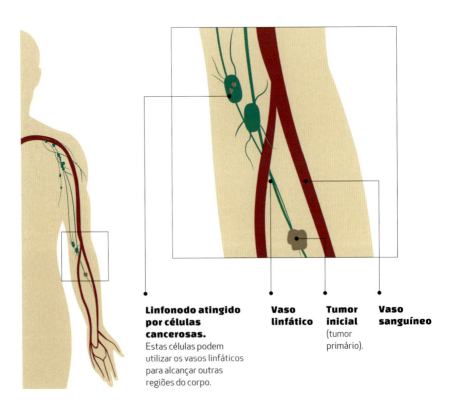

Linfonodo atingido por células cancerosas.
Estas células podem utilizar os vasos linfáticos para alcançar outras regiões do corpo.

Vaso linfático

Tumor inicial (tumor primário).

Vaso sanguíneo

tumor primário. Por exemplo, caso um melanoma se instale no fígado, as células cancerosas no fígado são, na verdade, células de melanoma. A doença é melanoma metastático, e não câncer no fígado.

TUMORES MALIGNOS NA PELE

O câncer de pele é o mais frequente no Brasil e representa 30% de todos os tumores malignos registrados no país, segundo o Instituto Nacional de Câncer José Alencar Gomes da Silva (INCA). A radiação solar é o fator ambiental mais importante para o desenvolvimento da doença, porque os raios ultravioleta chegam ao núcleo das células da pele, podendo provocar mutações.

Conforme visto no primeiro capítulo do livro, a pele apresenta três camadas: a epiderme (a primeira), a derme (a intermediária) e a hipoderme (a mais profunda). O câncer se desenvolve sempre a partir da epiderme, em diferentes camadas e células dela.

- Quando células da camada basal da epiderme (a mais profunda dela) sofrem mutação, pode surgir o chamado **carcinoma basocelular**. A palavra "carcinoma" vem do grego *karkínos*, que, como vimos, significa "caranguejo".
- Quando a célula com mutação é da camada espinhosa da epiderme (camada acima da camada basal), pode se desenvolver o **carcinoma espinocelular**.
- Quando a mutação ocorre em um melanócito (célula que também se localiza na camada basal da epiderme), pode surgir o **melanoma cutâneo (MC)**.

Os três são considerados cânceres de pele, e o que inspira mais cuidados é o melanoma cutâneo. Na linguagem médica, é adotada uma diferenciação nos nomes que coloca de um lado os carcinomas e, de outro, o MC: tanto o carcinoma basocelular como o carcinoma espinocelular são chamados também de câncer de pele não melanoma. O melanoma cutâneo, por sua vez, costuma ser chamado de melanoma apenas.

O MAIS COMUM (CARCINOMA BASOCELULAR)

O carcinoma basocelular (chamado também de CBC pelos médicos) é o câncer de pele mais comum e representa cerca de 80% dos casos. Geralmente se manifesta na população mais idosa, em partes do corpo muito expostas ao sol. A aparência é a de uma elevação na pele de cor de madrepérola, com brilho e pequenos vasos ao redor. Pode ou não ter ulceração (ou seja, ferida). As lesões que não são madreperoladas podem também se apresentar como azuladas ou amarronzadas.

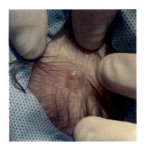

Carcinoma basocelular no couro cabeludo. Há uma lesão elevada, de coloração um pouco mais escura que a da pele vizinha, de contornos bem delimitados, com área cor de madrepérola e pequenos vasos sanguíneos visíveis. O couro cabeludo de idosos de pele clara, especialmente os calvos, é uma área frequente de surgimento desses tumores, por causa da exposição ao sol. Nesse local, é uma lesão pequena, que pode ser retirada sem necessidade do cirurgião plástico.

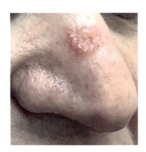

Carcinoma basocelular no nariz. Vemos uma lesão elevada, de coloração mais escura que a da pele vizinha e com contornos bem definidos. Vemos também áreas cor de madrepérola, pequenos vasos e depressões no centro do tumor, por necrose (o tecido morre por falta de circulação sanguínea local, transforma-se em crosta e se desprende, formando buracos na superfície). Nesse local, estamos falando de uma lesão grande, de difícil reparação, sendo importante a atuação do cirurgião plástico.

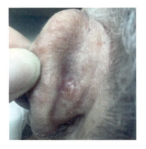

Carcinoma basocelular na orelha, com características semelhantes às descritas nas duas fotos anteriores. Neste caso, mesmo estando localizado atrás da orelha, o tumor é relativamente grande, podendo atingir a cartilagem. Pode ser necessário retirar uma porção de cartilagem junto com a pele. É melhor contar com o auxílio de um cirurgião plástico.

Sinais de alerta para o carcinoma basocelular

O princípio geral da prevenção é: qualquer lesão que surja na pele e não melhore em 3 semanas precisa de avaliação médica, para talvez passar por biópsia (ou seja, haver retirada total ou parcial da lesão suspeita para ser analisada em microscópio). Também precisam ser avaliadas pelo médico lesões já existentes que sofreram modificações, como sangramento, coceira e crescimento.

De modo geral, as biópsias (não só para carcinoma basocelular como também para o carcinoma espinocelular e o melanoma) são feitas em consultórios/clínicas, sob anestesia local. A recuperação depende do local da lesão, e os pontos costumam ser retirados em 15 dias.

O SEGUNDO MAIS FREQUENTE (CARCINOMA ESPINOCELULAR)

O carcinoma espinocelular (também chamado de CEC pelos médicos) aparece em segundo lugar nas ocorrências, porém apresenta maior risco que o carcinoma basocelular e vem apresentando aumento no número de casos.

O CEC atinge geralmente regiões expostas ao sol de pessoas de pele clara, porém pode surgir também em áreas do corpo não expostas – nesse caso, afeta mais pessoas de pele mais escura e áreas de cicatrizes ou irritação crônica. Fumantes também podem desenvolver carcinoma espinocelular nos lábios, por causa da irritação local provocada pelas substâncias que compõem o cigarro e da ação sistêmica, no corpo, dessas substâncias absorvidas na inalação.

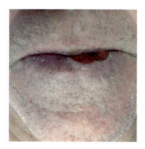

Carcinoma espinocelular no lábio inferior. Notamos uma lesão ulcerada de bordos elevados, sangrante, que pode formar crostas na superfície. O carcinoma espinocelular sempre cresce, e esse crescimento pode ser rápido (semanas ou poucos meses). Quando o paciente buscou atendimento, a lesão já tinha aproximadamente 6 meses.

53

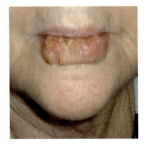

Carcinoma espinocelular. A lesão se apresenta como uma grande verruga atingindo quase todo o lábio inferior. Quando a foto foi feita, vinha crescendo havia vários meses, segundo a paciente. A biópsia foi realizada para confirmar a doença.

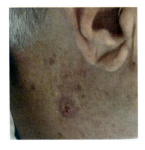

Esta **lesão elevada, ulcerada (com ferida)** e de contornos definidos surgiu 6 meses antes de a foto ser feita e estava crescendo, segundo o paciente. O sangramento o levou a procurar o médico. A biópsia comprovou ser um carcinoma espinocelular.

Sinais de alerta para o carcinoma espinocelular

O aspecto do carcinoma basocelular e o do carcinoma espinocelular, no início, são semelhantes, e mesmo o médico pode não os diferenciar em uma primeira verificação. Por isso, a confirmação é feita pela biópsia. Qualquer lesão que surja na pele e que não melhore em 3 semanas necessita de avaliação médica, para uma possível biópsia. Também precisam ser avaliadas pelo médico lesões já existentes que apresentem mudanças, como coceira, sangramento e aumento de tamanho.

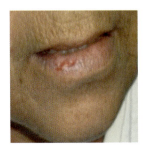

Lesão suspeita de carcinoma espinocelular no lábio inferior. Na época da foto, tinha surgido havia 3 meses, segundo o paciente, e vinha aumentando de tamanho. Por esses motivos, foi recomendada a biópsia.

O MENOS COMUM, PORÉM MAIS AGRESSIVO
(MELANOMA CUTÂNEO)

O melanoma cutâneo responde, segundo o INCA, por cerca de 3% dos cânceres de pele, porém apresenta as taxas mais elevadas de mortalidade: cerca de 90% das mortes provocadas por tumores malignos na pele.

A palavra melanoma vem dos termos gregos *melas* ("preto") e *oma* ("tumor"). Como vimos, é o câncer originado dos melanócitos, que são as células produtoras de melanina (pigmento que dá cor à pele). A primeira descrição que se conhece do melanoma é do período de 460 a.C. a 375 a.C., nas escrituras de Hipócrates (figura grega conhecida como "pai da medicina").

Os casos de melanoma estão aumentando no mundo todo, particularmente entre os descendentes de europeus (pele, cabelos e olhos claros). O INCA estimava, para 2018, a ocorrência de 6.260 casos de melanoma no Brasil, com maior incidência na região Sul, colonizada predominantemente por europeus e descendentes.

Além de pele, cabelos e olhos claros, outras características associadas ao melanoma são:

- grande quantidade de sardas e manchas na pele;
- pele que não se bronzeia;
- grande quantidade de pintas escuras.

No homem, o melanoma se desenvolve principalmente no dorso. Na mulher, nos membros inferiores (ou seja, pernas e pés). Os portadores de melanoma têm, em média, 52 anos (10 a 15 anos menos que outros cânceres comuns). Não é comum nos jovens.

Aproximadamente 8% a 12% dos pacientes de melanoma têm antecedentes familiares. Na comparação com os melanomas em pessoas sem casos na família, esses cânceres ligados a antecedentes surgem nas pessoas em idade mais precoce, são menos profundos e o paciente pode apresentar outros melanomas no corpo sem que isso signifique metástase (disseminação para outros órgãos). Nesse caso, são chamados de melanomas primários múltiplos, diferentes dos melanomas metastáticos (aqueles que, como vimos no início do capítulo, são resultado de espalhamento do câncer).

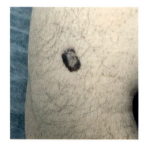

Melanoma no braço direito do paciente, perto do cotovelo. O paciente já apresentava uma pinta no local e notou que ela cresceu, ficou mais irregular e teve mudança de coloração. Tudo isso o fez procurar o médico. A biópsia confirmou a doença.

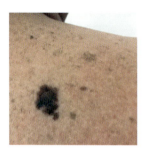

Melanoma na escápula (parte óssea posterior das costas). O paciente, que já tinha diversas pintas no tronco, notou que uma, nas costas, aumentou de tamanho e ficou com contornos irregulares. Essas mudanças o levaram a procurar o médico, que realizou a biópsia e confirmou o melanoma.

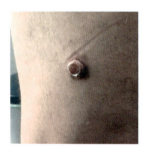

Melanoma na perna. O paciente tinha uma pinta na coxa e notou o crescimento de um nódulo no meio dela, que logo se tornou uma ferida e sangrou. A biópsia revelou ser um melanoma nodular.

DESTAQUE

SINAIS DE ALERTA PARA O MELANOMA

O melanoma pode ocorrer sobre uma pinta já existente (de nascença ou não) ou surgir sobre a pele normal.

Em 1985, a Organização Mundial da Saúde (OMS) publicou a Regra do ABCD para servir como uma espécie de guia indicativo dos aspectos suspeitos de uma lesão pigmentada (ou seja, de uma pinta).

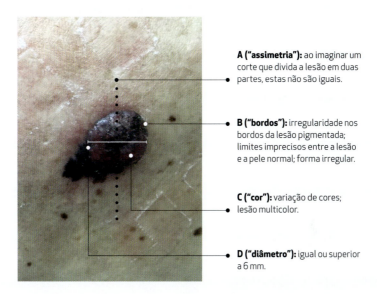

A ("assimetria"): ao imaginar um corte que divida a lesão em duas partes, estas não são iguais.

B ("bordos"): irregularidade nos bordos da lesão pigmentada; limites imprecisos entre a lesão e a pele normal; forma irregular.

C ("cor"): variação de cores; lesão multicolor.

D ("diâmetro"): igual ou superior a 6 mm.

A prática do dia a dia fez com que fosse incluída a letra **"E"**, para **"evolução"**, ou seja, para destacar pintas que apresentem modificação nas suas características, bem como crescimento.

No entanto, a Regra do ABCD é alvo de algumas críticas porque há melanomas primários com diâmetro menor que 6 mm. Assim, embora as indicações do ABCD sejam úteis, ele deve ser considerado principalmente como um primeiro alerta para a necessidade de a pessoa procurar o médico.

PINTAS QUE PODEM VIRAR CÂNCER

A maioria (70%) dos melanomas se origina na pele normal, mas eles podem surgir a partir de uma pinta, como vimos.

Vale destacar que um câncer que ocorre em uma pinta é um melanoma. Como visto anteriormente, melanomas se originam dos melanócitos (células que pigmentam a pele, formando as pintas). Carcinomas não têm os melanócitos como origem, por isso um tumor maligno surgido em pinta existente é sempre melanoma, o tipo de câncer de pele que mais pode se agravar.

Uma pinta já pode conter mutações em seus genes, o que facilita sua transformação maligna diante de outro fator cancerígeno, como a radiação ultravioleta. Cada pinta tem um potencial diferente de malignização. É possível estimar sua gravidade realizando exame clínico (ou seja, perguntas e verificação visual do médico) e exame dermatoscópico (avaliação da pele com auxílio de uma lente de aumento). A partir daí, é possível verificar se uma pinta possui baixo, médio ou alto risco de malignidade.

Exemplos de pintas com suspeita de malignidade

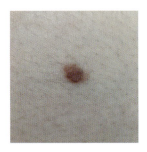

Esta **pinta**, na região peitoral, é elevada, tem duas cores e se mostra discretamente irregular nas bordas. Melhor ser avaliada por um médico.

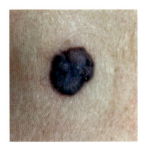

Esta **lesão na escápula**, além do tamanho maior que 6 mm, da assimetria, dos limites imprecisos e da variação de cores, na época da foto apresentava elevação em relação à pele e havia crescido nos últimos meses, segundo o paciente. Foi retirada para a realização da biópsia, que confirmou ser um melanoma.

Os cânceres de pele

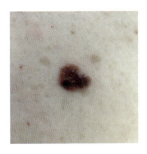

Pinta com mais de 6 mm, assimétrica, de limites imprecisos, com cores variadas: características de malignidade. Precisou ser retirada para a realização de biópsia, que confirmou ser melanoma.

Lesão pigmentada surgida 2 meses antes de esta foto ser feita, segundo o relato do paciente. As características suspeitas (diâmetro maior que 6 mm, assimetria e limites imprecisos) exigiram a retirada da pinta, para um exame mais detalhado.

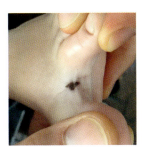

Lesão pigmentada com aspecto de malignidade, entre os dedos do pé de uma criança de 2 anos na época da foto: a pinta tinha mais de 6 mm, era assimétrica e apresentava limites imprecisos. Não havia antecedentes familiares. A pinta foi retirada para análise, que não confirmou melanoma; era uma lesão pré-maligna (ou seja, com potencial para se transformar em câncer). Em áreas como palma das mãos e planta dos pés, a retirada da pinta é feita independentemente de haver ou não características suspeitas. Por serem locais pouco observados pelas pessoas e sujeitos a muito atrito no dia a dia, a conduta dos médicos é sempre retirar pintas desses locais.

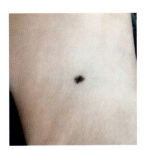

Lesão pigmentada maior que 6 mm, assimétrica, de limites imprecisos: suspeita de malignidade, necessidade de biópsia. Só pelo fato de ser uma lesão na planta do pé exigiu a retirada. A biópsia não confirmou melanoma.

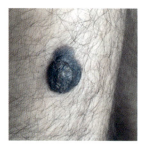

Esta **lesão pigmentada na perna** (com mais de 6 mm, assimétrica, de limites imprecisos, elevada e com coloração variada) havia crescido nos últimos meses sobre uma pinta já existente. A biópsia confirmou ser melanoma.

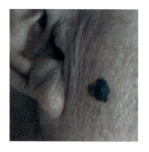

Lesão próxima da orelha. Na data da foto, tinha surgido havia 3 meses. As características altamente suspeitas de malignidade (maior que 6 mm, assimetria, falta de limites precisos, elevação em relação à pele) indicaram a biópsia, que confirmou ser um melanoma.

O lentigo maligno

O lentigo maligno é uma lesão pigmentada, geralmente provocada pela radiação solar, que ocorre mais na face de idosos. É comum que uma área do lentigo maligno se transforme em um melanoma superficial, que, se não tratado, pode evoluir para formas mais graves. Nesses casos em que há essa transformação, a lesão passa a se chamar lentigo maligno melanoma.

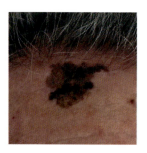

Lentigo maligno em região frontal. A lesão surgiu 5 anos antes de o paciente procurar o médico e veio crescendo lentamente. Três meses antes da consulta, o paciente notou que a lesão se tornou elevada, por isso buscou atendimento. As características da lesão exigem a realização de biópsia.

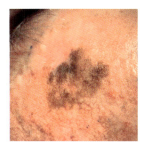

Lentigo maligno em região frontal. A lesão surgiu 5 anos antes de o paciente procurar o médico e veio crescendo lentamente. Três meses antes da consulta, o paciente notou que a lesão havia se tornado elevada, por isso buscou atendimento. As características da lesão exigem a realização de biópsia.

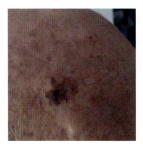

Outro caso de **lentigo maligno melanoma**, desta vez na têmpora. Segundo o paciente, que disse tomar sol sem proteção, ele notou uma pinta mais ou menos 6 anos antes, que veio escurecendo lentamente. Nos últimos meses antes da consulta, surgiu uma área nodular ("caroço"), o que o fez procurar o médico, que realizou a biópsia e confirmou a lesão maligna.

A queratose actínica

Esta é uma lesão de pele ocasionada pela radiação solar e tem potencial para se transformar em carcinoma espinocelular. Ocorre mais em idosos de pele clara. A queratose actínica aparece como elevações ou como placas com descamação aderente e seca.

É uma lesão que precisa ser tratada, o que pode ser feito por criocirurgia (a lesão é "queimada" com nitrogênio líquido), eletrocauterização ou *laser* de dióxido de carbono (CO_2).

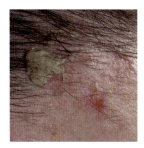

Esta **quetarose actínica** na fronte se apresenta como uma lesão avermelhada, com áreas descamativas, formando placas separadas com pele normal. A queratose actínica é ocasionada pela radiação solar e tem potencial para se transformar em carcinoma espinocelular.

TIRA-DÚVIDAS

- Os carcinomas podem se tornar um melanoma?

    Não. Os cânceres de pele são categorizados de acordo com sua origem. Como vimos, o carcinoma basocelular surge das células chamadas de basais. O espinocelular se origina das células da camada espinhosa. O melanoma surge das células chamadas melanócitos. Por isso, um carcinoma não se transforma em melanoma.

- Se uma pessoa descobre uma pinta nova com alguns sinais de malignidade (por exemplo, pinta alta e com limites irregulares), precisa esperar que ela cresça até mais que 6 mm para procurar um médico?

    Não. Pintas com menos de 6 mm também podem ser melanomas. Daí a importância de procurar o médico ao primeiro sinal de modificação de uma pinta.

- As pintas suspeitas costumam doer? O local se torna sensível?

    Não. Geralmente a dor ocorre quando o tumor já é avançado. Por isso, uma pessoa que note uma pinta com características suspeitas deve procurar atendimento sem demora, porque um câncer de pele não dói no estágio inicial.

- As pintas suspeitas costumam sangrar?

    Não. O sangramento geralmente ocorre quando já houve transformação para um melanoma invasivo, que já atingiu os vasos sanguíneos. Por isso, é importante buscar avaliação médica ao notar uma pinta suspeita, porque no estágio inicial o câncer de pele não sangra.

CAUSAS E RISCOS

Um fator de risco é algo que afeta a chance de uma pessoa adquirir uma doença – como o câncer. Diferentes tipos de câncer estão ligados a diferentes fatores de risco. Alguns desses fatores, como a exposição ao sol, podem ser controlados. Outros não são controláveis (como a idade da pessoa e o histórico familiar dela, por exemplo).

Embora os fatores de risco possam influenciar o desenvolvimento do câncer, a maioria não causa diretamente a doença. Algumas pessoas com vários fatores de risco nunca desenvolverão um câncer, enquanto outras, sem fatores de risco conhecidos, poderão desenvolver.

Ter um fator de risco – ou mesmo vários – não significa que alguém vai ter a doença. Existem pessoas que contraem a enfermidade mesmo não estando sujeitas a nenhum fator de risco conhecido. E, quando uma pessoa tem algum fator de risco, muitas vezes é difícil saber quanto esse fator pode ter contribuído para o desenvolvimento da doença.

Levando tudo isso em consideração, é importante ver a tabela a seguir, que detalha os fatores associados a câncer de pele.

FATOR DE RISCO	POR QUE
Exposição à radiação ultravioleta	A radiação ultravioleta pode transformar as células e elas originarem um tumor. Sabe-se que pessoas com baixo risco hereditário requerem exposição crônica ao sol para desenvolverem melanoma, enquanto aquelas com alto risco não precisam tomar tanto sol para terem a doença.
Pele, olhos e cabelos claros; sardas	Pessoas com menor quantidade de pigmentação na pele (melanina) possuem menor proteção contra a radiação ultravioleta. Quem tem cabelos e olhos claros, sardas e se queima com mais facilidade apresenta de 2 a 3 vezes mais chances de desenvolver câncer de pele.
Histórico familiar	Cerca de 10% das pessoas com melanoma têm casos anteriores na família. Parentes próximos (pais, irmãos e filhos) de uma pessoa com melanoma devem evitar tomar sol sem proteção, além de observar a própria pele com frequência e consultar um dermatologista regularmente.
Histórico pessoal	Pessoas que tiveram melanoma têm risco aumentado de desenvolver novos melanomas. Quem já teve carcinoma basocelular ou espinocelular também apresenta maior risco para melanoma.
Idade	A maioria dos carcinomas aparece em pessoas de idade avançada. O melanoma é mais provável de ocorrer em pessoas mais velhas, mas também pode surgir em pessoas jovens. Na verdade, o melanoma é um dos cânceres mais comuns em pessoas com menos de 30 anos, especialmente em mulheres. Em casos familiares, o melanoma pode ocorrer em faixas etárias ainda menores.

(cont.)

FATOR DE RISCO	POR QUE
Pinta	Uma pinta ou marca de nascença é uma lesão benigna. As pintas em geral começam a aparecer em crianças e adultos jovens. A maioria não causa nenhum problema, mas pessoas com muitos desses sinais têm maior risco de desenvolver melanoma.
Pintas congênitas	São as pintas de nascença. O risco de desenvolvimento de melanoma nas pintas congênitas é entre 0 e 10%, dependendo do tamanho da pinta. Pessoas com grandes pintas congênitas têm um risco maior, enquanto o risco é menor para aquelas com poucas pintas pequenas.
Nevos displásicos	Esse tipo de lesão na pele se parece com as pintas comuns, mas tem algumas características de melanoma (por exemplo, irregularidade nos bordos e mais de uma cor). Pode surgir na pele exposta ao sol e também na pele normalmente coberta (como a das nádegas). Tem potencial para se tornar melanoma, por isso precisa ser avaliado pelo médico.
Idade e gênero	Os homens são mais propensos que as mulheres para ter carcinoma basocelular e melanoma e cerca de 3 vezes mais chances de desenvolver carcinoma espinocelular. Para o melanoma, a ocorrência varia com a idade: antes dos 50 anos o risco é maior para as mulheres, e depois dos 50 anos o risco é maior para os homens.
Exposição a produtos químicos	Exposição a grandes quantidades de arsênio, por exemplo, aumenta o risco de desenvolver câncer de pele. O arsênio é um metal pesado encontrado em algumas áreas, em águas de poço e em pesticidas. Trabalhadores expostos ao alcatrão industrial, ao carvão, à parafina e a certos tipos de óleo podem ter risco maior para carcinomas basocelular e espinocelular.
Exposição a radiações	Pessoas que fizeram tratamento com radioterapia apresentam maior risco de desenvolver câncer de pele.
Inflamação da pele ou lesão grave	Cicatrizes de queimaduras, áreas de cicatrizes de infecções ósseas e pele danificada por alguma doença inflamatória são mais suscetíveis ao desenvolvimento de câncer de pele.
Tratamento da psoríase	Pessoas com psoríase tratadas com psoraleno e radiação ultravioleta têm maior chance de desenvolver carcinoma espinocelular e, provavelmente, outros tipos de câncer de pele.

(cont.)

FATOR DE RISCO	POR QUE
Sistema imunológico enfraquecido (condição chamada também de imunossupressão)	Pessoas tratadas com medicamentos que afetam o sistema imunológico (a defesa do organismo) têm um risco aumentado de desenvolver carcinoma espinocelular e melanoma. Um exemplo são os pacientes transplantados. Tratamentos com doses elevadas de corticosteroides também podem enfraquecer o sistema imunológico. A infecção com o vírus HIV muitas vezes debilita o sistema imunológico, aumentando o risco para carcinomas basocelular e espinocelular e para melanoma.
Vírus HPV	A infecção com o papilomavírus humano (HPV) é um fator de risco para carcinoma espinocelular, especialmente se o sistema imunológico estiver debilitado. O HPV é comumente transmitido de pessoa para pessoa durante a relação sexual.
Tabagismo	As pessoas que fumam são mais propensas a desenvolver carcinoma espinocelular, especialmente nos lábios. Fumar não é um fator de risco conhecido para o carcinoma basocelular.

TIRA-DÚVIDAS

- A alimentação tem alguma relação com o câncer de pele?

    Indiretamente, sim. A alimentação é responsável, entre outros fatores, por manter o sistema imunológico funcionando bem, o que ajuda na prevenção do surgimento do câncer de pele. Daí a importância de uma alimentação balanceada, regular e variada, rica em verduras, legumes e frutas, dando preferência para produtos naturais e evitando aqueles processados industrialmente, que contêm corantes e conservantes.

- Em que medida pesquisar na internet ajuda ou prejudica quando o assunto é câncer de pele?

    Diante de uma lesão suspeita, a pessoa deve procurar um dermatologista ou um oncologista. Esses são os profissionais mais capacitados para esclarecer todas as dúvidas e identificar se a lesão é maligna. Buscas na internet podem ser úteis apenas se realizadas em fontes de instituições reconhecidas e confiáveis, mas reforçamos que a consulta médica deve ser a primeira escolha. Muitas vezes, a internet assusta a pessoa, levando a um desespero desnecessário.

CONFIRMAÇÃO DA DOENÇA

A experiência dos médicos mostra que maioria dos pacientes que procura um consultório ou posto de saúde notou – ou algum parente percebeu – o aparecimento de uma pinta ou modificações em pintas existentes, como aumento do tamanho ou irregularidade na forma. Vale lembrar que em 70% dos casos o melanoma surge em pele normal.

A confirmação do câncer de pele (que é o chamado diagnóstico) envolve quatro etapas principais:

- história clínica;
- exame físico macroscópico;
- dermatoscopia;
- biópsia.

Na **história clínica**, o médico obtém informações sobre antecedentes familiares e pessoais. Ele também pergunta sobre o tempo de aparecimento da lesão suspeita e seus sintomas (coceira, sangramento, crescimento, mudança de cor, etc.).

No **exame físico macroscópico**, são observadas características físicas do paciente (cor da pele, dos cabelos, dos olhos), além de características da lesão em si (tamanho, coloração variada, margens, presença de ulceração, etc.).

A **dermatoscopia** é o método de visualização da pele com o auxílio do dermatoscópio, aparelho que amplifica a imagem 10 ou 20 vezes e ilumina a área examinada. Com o dermatoscópio, o médico consegue observar detalhes da pele não visíveis a olho nu. Essa verificação é indolor e serve para confirmar e prevenir o câncer de pele, avaliando pintas e lesões e as diferenciando entre benignas e malignas, indicando necessidade ou não de biópsia.

A **biópsia** já é uma cirurgia. Significa a retirada da lesão (uma parte dela ou ela totalmente), para então ser examinada em microscópio pelo médico patologista. A biópsia é necessária porque várias doenças da pele têm as mesmas características, de modo que pode ser difícil diferenciar entre uma e outra. A análise feita pelo patologista ajuda nessa definição e indica a gravidade da doença, auxiliando na indicação do tratamento correto. A biópsia pode ser feita em clínicas, com anestesia local; mas, dependendo do tamanho do tumor, pode ser necessária internação hospitalar com anestesia geral. A recuperação costuma demorar de 7 a 10 dias.

VALE LEMBRAR

- O câncer de pele é classificado em carcinoma basocelular, carcinoma espinocelular e melanoma cutâneo. Os dois primeiros também são denominados câncer de pele não melanoma, e o terceiro costuma ser chamado apenas de melanoma.

- O melanoma, embora represente apenas 3% dos cânceres de pele, é a forma mais grave da doença: estima-se que seja responsável por 90% das mortes provocadas por cânceres de pele.

- As características físicas associadas ao melanoma são pele, olhos e cabelos claros; pele que não fica bronzeada; grande quantidade de sardas e manchas.

- Pintas assimétricas, com bordas irregulares, de diâmetro igual ou superior a 6 mm e que apresentem mais de duas cores são suspeitas e precisam ser examinadas por um médico.

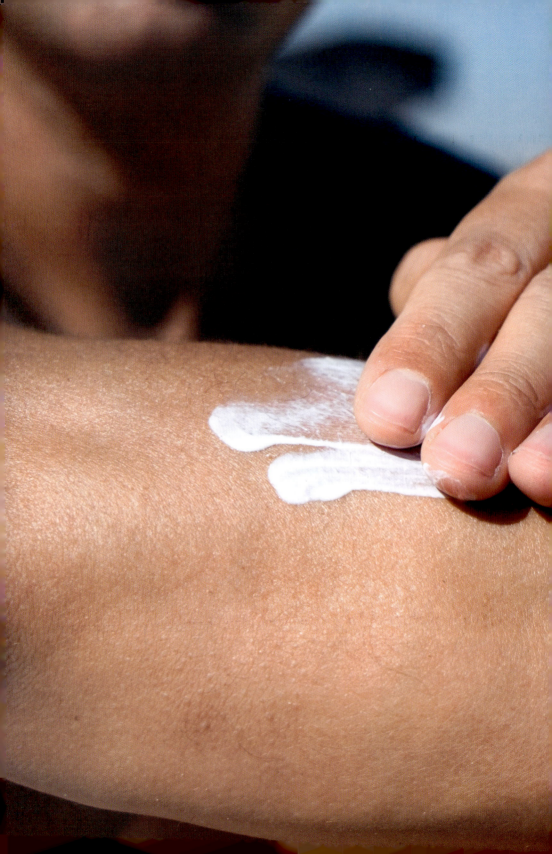

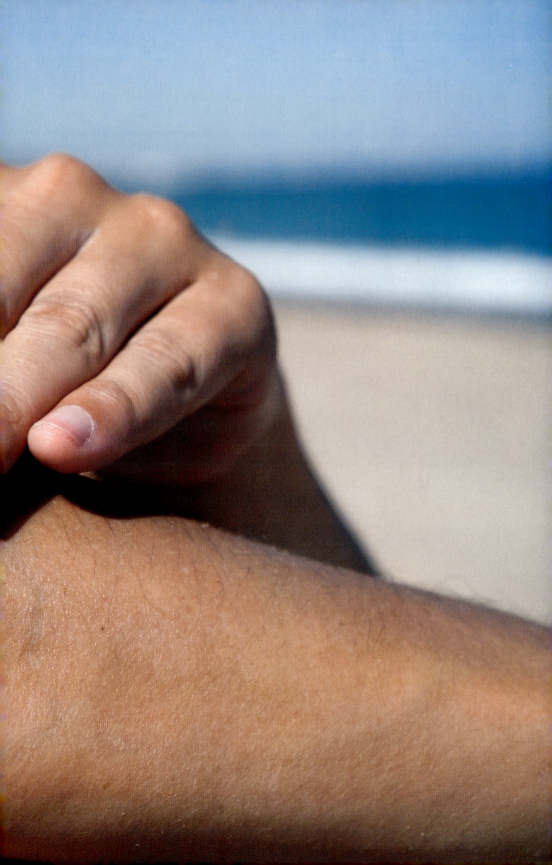

Prevenção

Aproximadamente 70% do corpo humano é constituído por água, e os 30% restantes são formados por proteínas (formadas a partir de aminoácidos), lipídeos (gorduras, triglicérides, colesterol), carboidratos (açúcares, glicose), ácidos nucleicos (DNA, RNA) e oligoelementos (vitaminas, cálcio, ferro, fósforo, magnésio). A maioria desses elementos presentes nas células é adquirida na alimentação, pela digestão e pela absorção daquilo que comemos.

Como vimos anteriormente, as células são as unidades da vida e formam os tecidos, órgãos e sistemas do organismo. Elas obedecem a uma programação que determina que se desenvolvam, se especializem na função que cumprem no corpo, se multipliquem, cresçam e substituam células velhas que morrem. Depois de um tempo, elas também morrem e são substituídas por outras. Tudo programado como se houvesse um *script*.

O controle da multiplicação celular ocorre no núcleo, que é o "cérebro" da célula. Em condições normais, existe uma sinalização para o início e para o término desse processo de multiplicação.

Nas células cancerígenas (como mostra a imagem a seguir), há alteração no núcleo ("cérebro"), e a célula passa a crescer "por conta própria"; ela foge do *script*. É por essa razão que muitas vezes ouvimos falar que o câncer é uma "multiplicação desordenada de células". A radiação solar, como vimos, é capaz de ir até o núcleo da célula e provocar as alterações que resultam em um tumor.

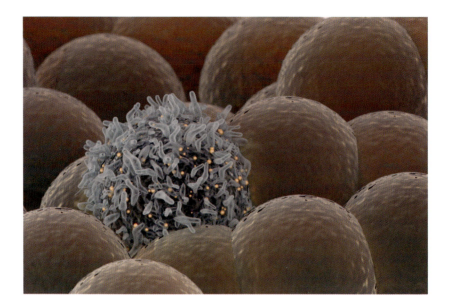

O QUE PODEMOS E O QUE NÃO PODEMOS CONTROLAR

Cada célula humana tem cerca de 25 mil genes. O gene é a unidade funcional da hereditariedade; nos genes estão presentes as informações genéticas que fazem com que pessoas de uma mesma família nasçam parecidas, porém nunca uma igual a outra. Cada ser um humano é único em sua composição de genes. Mesmo os gêmeos idênticos têm, cada um, a sua expressão genética própria.

A ação de fatores como exposição ao sol, tabagismo e infecções virais é capaz de afetar os genes normais, transformando-os em genes com mutações. Genes com mutações significam células com mutações (que, como vimos, podem originar um câncer).

Uma pessoa com genes mutados em células germinativas (que são as células ligadas à reprodução humana) pode passar essa herança para seus descendentes, fazendo com que eles tenham uma predisposição para desenvolver câncer ao longo da vida.

Mas, como as mutações podem ocorrer em razão de fatores externos/ambientais, mesmo que uma pessoa não tenha herdado genes mutados, ela pode vir a desenvolver um tumor por causa do seu estilo de vida.

Portanto, a prevenção ao câncer de pele é feita com três principais atitudes:

- **evitar os fatores ambientais** que podem causar mutação celular;
- **conscientizar as pessoas para que observem a própria pele**, em busca de algum sinal suspeito;
- **conscientizar quem tem antecedentes familiares de câncer de pele** para que redobrem a atenção quando se observarem no espelho, procurando orientação médica caso notem algum sinal suspeito.

Como a radiação ultravioleta proveniente do sol é o principal fator ambiental responsável pela transformação do melanócito (célula presente na pele) em melanoma, é preciso incorporar hábitos que signifiquem proteção para a pele.

ESCUDOS CONTRA O SOL

A defesa contra o sol é feita de duas maneiras:

- **proteção física:** itens de vestuário;
- **proteção química:** produtos como os protetores solares.

Proteção física

» Os chapéus protegem o couro cabeludo, uma das áreas mais afetadas pelo carcinoma basocelular, e oferecem proteção também para outros pontos sensíveis, como nariz, orelhas e nuca. O material do chapéu deve ser espesso e sem aberturas. Existem alguns feitos com material contra a radiação ultravioleta. Chapéus são mais eficientes do que bonés porque cobrem uma área maior; mas, na falta de um chapéu, o boné já ajuda bastante: melhor do que sair de casa sem nenhuma proteção na cabeça.

» Os itens de vestuário que oferecem proteção solar possuem um aditivo à base de titânio (que apresenta grande capacidade de reflexão dos raios ultravioleta e da luz). Esse aditivo perdura por toda a vida útil da peça. Com ou sem esse recurso antirradiação solar, as camisetas de manga longa oferecem maior área de proteção. Sabe-se também que roupas pretas protegem mais contra a radiação solar do que as claras. Os tecidos brancos deixam passar cerca de 10% da radiação ultravioleta, portanto com essa cor de vestuário é aconselhável utilizar protetor solar mesmo debaixo da roupa.

» Com o uso de óculos de sol, é comum que a pupila se dilate em razão da penumbra gerada por eles. Caso as lentes sejam de má qualidade, os olhos ficam mais expostos ao sol do que estariam sem óculos. Com ou sem óculos, os raios UV atingem a retina (parte do olho responsável pela formação de imagens que são enviadas ao cérebro), causando dano celular cumulativo e irreversível. Além disso, os raios UV lesam o cristalino (que é uma outra estrutura do olho), potencializando o surgimento de catarata. Em geral, existe um selo do fabricante que garante a proteção UV da lente dos óculos escuros de boa qualidade. A inscrição "UV 400" nas lentes significa que elas bloqueiam comprimentos de onda menores que 400 nm, o que inclui os raios UVA e UVB. Isso representa pelo menos 98% de proteção. É importante ressaltar que não apenas os óculos escuros servem para a proteção dos olhos. Os óculos de grau, com lentes claras, também podem e devem receber o tratamento com filtros contra os danosos raios UV. Uma boa medida é saber a procedência dos óculos. Se tiverem sido comprados em óticas, por exemplo, a preocupação com a qualidade não deverá ser um problema. Entretanto, se esse não for caso ou se o acessório tiver sido um presente, a única maneira de verificar a proteção UV será por meio de um equipamento denominado lensômetro, normalmente presente nos laboratórios das óticas. É o resultado do teste desse aparelho que vai demonstrar se as lentes protegem ou não os olhos. Se ele indicar "UV 400", significará que as lentes dos óculos de sol oferecem máxima proteção contra a radiação UVA e a UVB.

» Mesmo embaixo do guarda-sol, o protetor solar deve ser usado sempre, porque cerca de 15% da radiação é refletida na areia da praia ou na água do mar e da piscina, atingindo indiretamente a pele. A radiação direta que atravessa o guarda-sol depende do tipo de material com que ele é feito. Os modelos mais comuns nas praias brasileiras são de náilon, por serem mais baratos e leves. Uma lona plástica com trama de poliéster pode oferecer proteção semelhante à de um FPS 50. No caso de sombrinhas, as feitas de náilon não bloqueiam toda a radiação solar. As mais indicadas são as confeccionadas com algodão grosso e lona. Elas não substituem o protetor solar, mas são boas aliadas para a proteção do rosto (o restante do corpo fica mais exposto).

Proteção química

» Os protetores solares (também chamados de fotoprotetores) costumam ser apresentados como loção, gel, creme, spray/aerossol e bastão. Os recomendados são aqueles que informam no rótulo proteção contra os raios UVA (que bronzeiam, mas provocam envelhecimento precoce) e os raios UVB (responsáveis pela vermelhidão). A ação deles ocorre porque, na fórmula, os produtos podem conter substâncias que absorvem a luz ultravioleta, ou material opaco que reflete a luz (um "escudo"), ou ambos. O fator de proteção solar (FPS) precisa ser no mínimo 30.

PROTETORES OU BLOQUEADORES?

Por mais alto que seja o fator de proteção solar de um produto, ele nunca atinge o patamar de 100%. É por esse motivo que a expressão "bloqueador solar" deixou de ser usada. Um protetor com FPS 30 é capaz de proteger contra 96,7% dos raios solares e um de FPS 50 protege contra 98% dos raios do sol.

Às vezes ouvimos dizer que, depois de determinado FPS, não existe mais diferença para a pele. Esse é um assunto que gera muita controvérsia, pois alguns estudos mostram que existe diferença significativa e outros mostram que a partir de 30 essa diferença é pouco ou nada importante.

Por isso, a orientação dada sobre qual FPS escolher é a de que sejam levadas em conta as condições de uso do produto. O Consenso Brasileiro de Fotoproteção recomenda que produtos com FPS mais elevados sejam utilizados principalmente em situações de exposição excessiva ao sol ou por usuários muito sensíveis, até porque muitas pessoas não aplicam a quantidade correta do protetor (mais informações sobre quanto usar de protetor na página 79).

PROTETORES × BRONZEADORES

Protetores e bronzeadores são produtos com objetivos diferentes e formulações também diferentes. Os bronzeadores contêm em sua composição o aminoácido tirosina, que estimula os melanócitos a produzirem melanina, aumentando a pigmentação da pele e a escurecendo/bronzeando. Ou seja, bronzeadores aceleram a produção de melanina, e protetores "criam uma barreira" sobre a pele. Atualmente, muitos dos bronzeadores contêm também filtros solares. Mesmo assim, o mais recomendado é associar o uso do bronzeador com o do protetor. Quem não abre mão de escurecer a pele ao sol deve primeiro passar o bronzeador, esperar alguns minutos para este ser absorvido e, então, aplicar o protetor, sempre com fator igual ou superior a 30. O bronzeado será mais ameno, mas a pele ficará menos exposta aos riscos.

Aqui, vale destacar que os aparelhos de bronzeamento artificial também emitem radiação ultravioleta, causando os mesmos danos do sol. No Brasil, é proibido usar essas câmaras de bronzear.

COMO USAR O PROTETOR SOLAR

É necessário passar o protetor não só no rosto, mas em todas as áreas expostas, como braços e mãos. A aplicação precisa ser uniforme: garanta que não sobrem pontos descobertos ou com quantidade insuficiente do produto.

O protetor deve ser passado no mínimo 15 minutos antes da exposição solar e reaplicado a cada 2 horas. Caso ocorram situações que façam com que o protetor saia (suor, banho, por exemplo), é necessário passar novamente em seguida. Pessoas que suam mais devem reaplicar com maior frequência e preferir os produtos apresentados como resistentes à água.

No corpo, os mais fáceis de aplicar são os protetores em loção e os aerossóis. Os protetores em creme (mais espessos) e em bastão podem ser uma opção interessante na face, para reduzir uma possível ardência na região dos olhos. Nessa região, recomenda-se usar um protetor solar inorgânico. Os filtros solares orgânicos protegem a pele absorvendo a radiação ultravioleta e a transformando em radiação de menor energia, não prejudicial aos seres humanos. Nos filtros inorgânicos, temos a presença de óxidos metálicos, que protegem a pele refletindo a radiação (como se fossem "escudos"). Como exemplo, temos o óxido de zinco (ZnO) e o dióxido de titânio (TiO$_2$). Na rotulagem do produto é informado o tipo de filtro solar presente na composição.

O protetor é importante até nos dias nublados e de chuva. As nuvens tendem a atenuar a radiação ultravioleta e diminuir a quantidade dessa radiação, mas o nível de atenuação pode variar bastante, e nem sempre a nuvem exerce uma proteção adequada contra a radiação. A presença de partículas líquidas, como ocorre na chuva, pode aumentar a reflexão da radiação ultravioleta, por isso não se deve restringir o protetor apenas para os dias de sol.

TIRA-DÚVIDAS

- Existe diferença entre protetor em loção e em *spray*?

    O fator de proteção é o mesmo, mas o produto em spray ou aerossol pode ter resultados inferiores pela dificuldade de avaliar a quantidade aplicada ou porque a aplicação pode ficar irregular, deixando pontos descobertos. As versões em spray ou aerossol são mais úteis se usadas para reforçar o efeito de um protetor em loção ou em gel, no momento da reaplicação.

- Os protetores causam alergia?

    Reações aos protetores solares não são comuns. As inflamações de pele causadas por alergia são menos frequentes do que as provocadas pelo contato com alguma substância irritativa presente em produtos comuns como sabonetes, por exemplo. No caso dos protetores, os principais agentes de alergia são os perfumes (caso façam parte da fórmula), seguidos pelos conservantes. Entre os componentes de proteção solar da fórmula, existem casos de alergia a ácido para-aminobenzoico (PABA), benzofenonas, octocrileno e avobenzona. (Alguns protetores trazem, no rótulo, a informação de que não contêm PABA.)

QUANTO USAR DO PROTETOR SOLAR

Para saber a quantidade de protetor a ser aplicada, um caminho fácil é adotar a "regra da colher de chá":

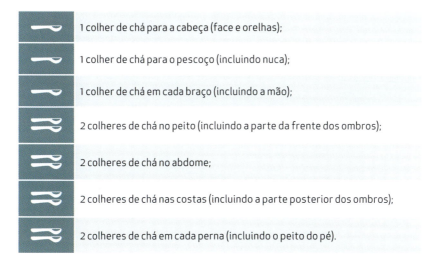

- 1 colher de chá para a cabeça (face e orelhas);
- 1 colher de chá para o pescoço (incluindo nuca);
- 1 colher de chá em cada braço (incluindo a mão);
- 2 colheres de chá no peito (incluindo a parte da frente dos ombros);
- 2 colheres de chá no abdome;
- 2 colheres de chá nas costas (incluindo a parte posterior dos ombros);
- 2 colheres de chá em cada perna (incluindo o peito do pé).

PROTEÇÃO NA PRAIA

Como vimos, o "kit" de defesa consiste em itens como guarda-sol, vestuário com proteção anti-UV, protetor solar (FPS no mínimo 30) e chapéu (ou boné).

Nem sempre conseguimos usar todos ao mesmo tempo (por exemplo, é impossível mergulhar no mar com chapéu), mas na medida do possível devemos combinar sempre alguma proteção física (chapéu, por exemplo) com a proteção química (filtro solar).

Como é fundamental que a aplicação cubra bem as áreas descobertas e seja feita com pelo menos 15 minutos de antecedência da exposição solar, o mais fácil é realizar esse processo em casa (ou no hotel) antes mesmo de ser colocada a roupa de banho.

Como dito anteriormente, na praia existem vários fatores que estão relacionados com o reflexo dos raios solares. Um deles é a areia, portanto mesmo aquela pessoa que fica o tempo todo embaixo do guarda-sol deve reaplicar o protetor após 2 horas da primeira passada.

Vale aqui observar novamente a tabela que mostra a correlação entre características físicas e a reação ao sol. Em todos os casos, o fator de proteção adequado é o 30, repetindo-se a aplicação do protetor a cada 2 horas.

Cor da pele	Cor dos olhos e dos cabelos	Como reage ao sol	Fator de proteção recomendado
Muito clara; sardas são comuns.	Cabelos loiros, castanhos, ruivos; olhos azuis, verdes, cinza, cor de mel.	Queima-se com frequência; raramente se bronzeia.	FPS 30 ou maior (UVA e UVB).
Clara; europeu de pele clara.	Cabelos claros, cabelos escuros; olhos azuis, verdes, castanhos, cinza, cor de mel.	Queima-se com frequência; às vezes se bronzeia.	FPS 30 ou maior (UVA e UVB).
Clara média; europeu de pele escura.	Geralmente, cabelos castanhos; olhos azuis, verdes, castanhos, cor de mel e raramente pretos.	Queima-se às vezes; bronzeia-se com frequência.	FPS 30 ou maior (UVA e UVB).
Escura média; pessoas oriundas do sul da Europa e do norte da África; pele cor de oliva.	Geralmente, cabelos escuros, cabelos pretos; olhos azuis, verdes, castanhos, pretos.	Raramente se queima; bronzeia-se com frequência.	FPS 30 ou maior (UVA e UVB).
Escura, "marrom" ou "parda".	Cabelos pretos; olhos castanhos, cor de mel, pretos.	Raramente se queima; bronzeia-se com frequência.	FPS 30 ou maior (UVA e UVB).
Muito escura ou "negra".	Cabelos e olhos pretos, com poucas variações.	Raramente se queima; bronzeia-se com frequência.	FPS 30 ou maior (UVA e UVB).

DESTAQUE

BEBÊS E CRIANÇAS

Os estudos mostram que recebemos 80% de toda a exposição solar em nossa vida até os 18 anos de idade, e os efeitos danosos dessa exposição podem aparecer muitos anos depois.

Bebês com menos de 6 meses de vida não devem ser expostos ao sol da mesma forma que crianças maiores e adultos. Eles devem tomar apenas o sol da manhã e o do entardecer, por pouco tempo (10 minutos). Dos 6 meses aos 2 anos, a proteção deve ser feita apenas pelas barreiras físicas, ou seja, roupas, chapéus, guarda-sóis. A pele dos bebês é muito fina e sensível, podendo absorver mais produtos químicos e ter reações como alergia. A partir dos 2 anos, a barreira física deve ser combinada com a barreira química (ou seja, itens de vestuário + protetor solar). A proteção com roupas e chapéus continua sendo a preferencial. É aconselhável passar o protetor inicialmente em uma pequena área do corpo da criança, para verificar se ele não provoca alergia ou irritação. O protetor deve ser reaplicado a cada 2 horas, e é importante não descuidar da hidratação, fazendo a criança ingerir líquidos (sucos, água, leite). E, claro, evitar sempre o sol entre 10 horas e 16 horas.

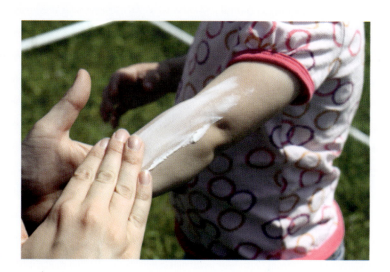

ATENÇÃO AO SERVIÇO DE METEOROLOGIA

Vimos no início do livro que a radiação que chega a um local varia de acordo com diversos fatores, como as condições atmosféricas e o horário: é o índice de radiação ultravioleta ou índice UV.

Ter conhecimento do índice UV do local em que estamos ou vamos estar nas próximas horas ou nos próximos dias ajuda a nos prepararmos contra os efeitos nocivos da radiação.

Por isso, é importante incorporar o hábito de consultar a previsão do tempo não apenas para saber se devemos pegar um casaco ou levar o guarda-chuva quando saímos de casa. No site do Centro de Previsão de Tempo e Estudos Climáticos (CPTEC), do Instituto Nacional de Pesquisas Espaciais (INPE), é possível saber o índice UV de diversas cidades do país. Na página inicial do site (www.cptec.inpe.br), há um campo de busca para digitar o nome da cidade e descobrir o índice UV.

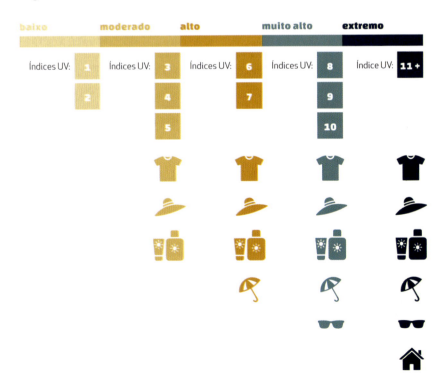

Como vimos, um índice de radiação ultravioleta 8 já é considerado muito alto, exigindo o uso de medidas conjuntas de proteção, entre elas chapéu, protetor e traje contra o sol. Em situações de índices UV extremos (acima de 11), pode ser recomendado evitar sair de casa.

Vale observar novamente na página anterior os índices de radiação ultravioleta, o que eles significam e as medidas de proteção.

PROTEÇÃO NO DIA A DIA

Um dos grandes desafios da medicina voltada ao câncer de pele é fazer com que os hábitos de proteção contra o sol sejam adotados no dia a dia, e não somente nos momentos de lazer. Isso acontece porque muita gente costuma associar o uso de protetores às atividades externas, principalmente praia e piscina.

No entanto, os estudos mostram que a exposição solar diária durante as atividades rotineiras é bastante prejudicial à pele. São atividades como:

- exercícios de educação física em escolas;
- trabalho ao ar livre;
- locomoção a pé, no carro ou no transporte coletivo. Sabe-se que, em um carro que tenha vidros com 100% de transparência, é alta a exposição à radiação das partes do corpo em contato com o sol. Vidros verdes e películas ajudam a barrar os raios nocivos do sol, mas não dispensam o uso de proteção física (roupas) e química (protetores solares).

Nos centros urbanos, a poluição atmosférica potencializa os efeitos danosos da radiação solar.

As pesquisas relacionadas a câncer de pele mostram que apenas 32% dos brasileiros utilizam protetor solar durante todo o ano. Em um país ensolarado como o Brasil, esse deveria ser um hábito comum, totalmente assimilado no dia a dia.

As mulheres costumam se proteger um pouco mais porque têm uma preocupação com a estética maior que os homens. Elas usam mais o protetor solar. Além disso, muitos dos produtos cosméticos têm filtros solares em sua composição. Um exemplo é o batom. Vários batons contêm elementos de proteção, e as pesquisas mostram que o uso regular desse item de maquiagem reduz a frequência de câncer labial. Os melhores são os batons que oferecem proteção de amplo espectro (protegem contra UVA e UVB) e fotoestabilidade (ou seja, que não se deterioram pela ação da luz).

Para as mulheres, o "ritual" de tratamento e proteção deve ser feito nesta sequência:

1. Produto de limpeza facial.

2. Adstringente ou loção tônica.

3. Hidratante facial.

4. Protetor solar.

5. Maquiagem. (Mesmo que os produtos de maquiagem tenham filtro solar, é necessário passar o protetor antes.)

Mesmo quem trabalha em ambientes fechados durante o dia precisa aplicar o protetor solar, pois a luz visível aumenta os riscos de manchas e de piora de algumas doenças de pele. Essa luz está presente não só nos raios solares como também em fontes artificiais, como luz fluorescente e radiação emitida pela tela do computador ou por aparelhos de TV. Além disso, a radiação solar é capaz de atravessar o vidro da janela e penetrar na pele.

TIRA-DÚVIDAS

- Depois de uma sessão de depilação, a pele fica mais sensível à radiação solar?

  Sim. Após a depilação a pele está mais sensível à luz, e a luminosidade pode causar danos, portanto é necessário usar protetor solar FPS 30 com reaplicação a cada 2 horas. Mas o melhor é evitar a exposição solar nas primeiras 24 horas, porque pequenos sangramentos podem formar manchas escuras pela ação do sol.

- Um homem que se barbeia antes de uma situação de exposição solar fica menos protegido da radiação?

    Sim. O pelo confere uma proteção natural, principalmente os de tons mais escuros.

- A radiação solar nos lábios também é uma porta para o câncer de pele?

    Sim. Os lábios, principalmente o lábio inferior, são locais frequentes de lesões – tanto pré-malignas como malignas – induzidas pela radiação solar. Por isso, o uso do protetor labial é fundamental para pessoas que sofrem exposição solar intensa, principalmente para aquelas com lábio inferior mais saliente. O ideal é usar os batons de proteção solar com FPS acima de 30, e não o produto destinado ao corpo. A reaplicação deve ser feita a cada 4 horas.

VALE LEMBRAR

- A prevenção ao câncer de pele consiste basicamente em (1) proteger-se do sol; (2) observar o corpo em busca de uma pinta suspeita e buscar avaliação médica, principalmente se há casos anteriores na família.

- A proteção contra o sol é feita por roupas, chapéus, óculos escuros e guarda-sóis/sombrinhas e pelos protetores passados na pele.

- Os protetores solares devem ser reaplicados na pele a cada 2 horas.

- Bebês menores de 6 meses devem tomar apenas o sol da manhã e o do entardecer, por 10 minutos. Dos 6 meses aos 2 anos, proteção apenas com roupas e chapéus. A partir dos 2 anos, proteção combinada de roupa + protetor químico (os protetores solares convencionais).

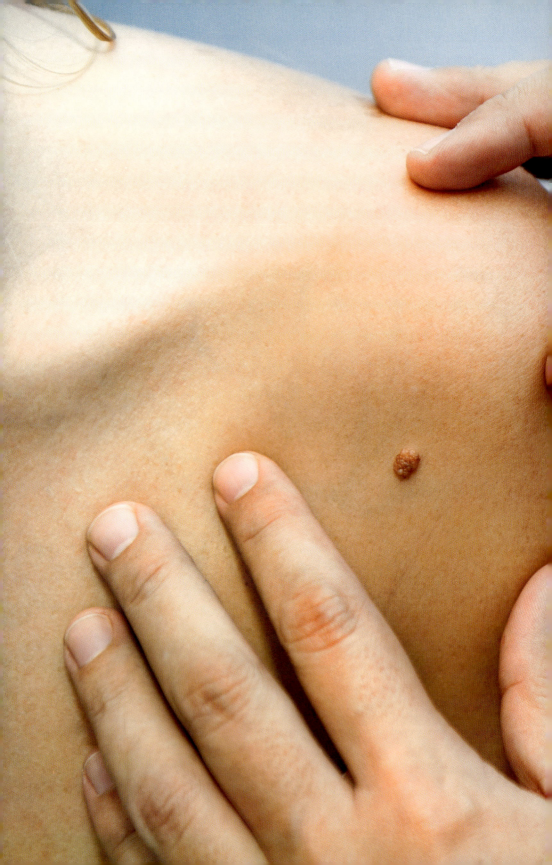

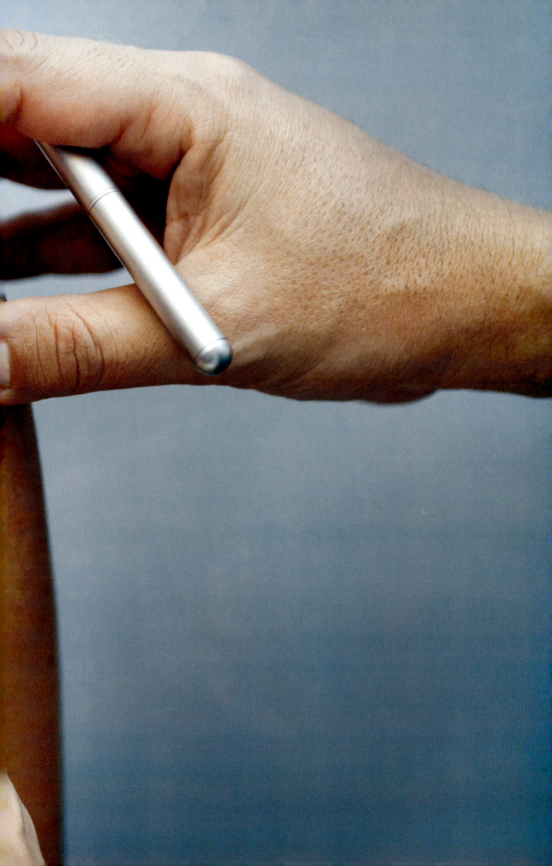

Tratamento

Como vimos, a descrição mais antiga que se conhece do melanoma é do período de 460 a 375 a.C., nos escritos do grego Hipócrates. Em 1787, o britânico John Hunter publicou o primeiro relatório de um paciente portador de melanoma: um homem de 35 anos com a doença na mandíbula.

Em 1907, o cirurgião britânico William S. Handley, baseando-se no exame do cadáver de um homem com melanoma avançado, publicou recomendações sobre como tratar esse câncer utilizando a cirurgia. Ele recomendava retirar a lesão deixando amplas margens de segurança de pele "normal". Além disso, a retirada deveria se aprofundar até a última camada da pele – a que reveste os músculos. Essas recomendações formaram a base do tratamento do melanoma durante muitas décadas e foram aperfeiçoadas com os estudos, que nunca deixaram de ser feitos.

Assim, ao longo dos anos, o tratamento do câncer de pele foi sendo definido conforme as pesquisas conseguiam estabelecer "referências" que serviam para identificar o estado de uma lesão maligna, permitindo que um médico, ao atender um paciente, conseguisse fazer o chamado prognóstico da doença (ou seja, ter as perspectivas de evolução para pior ou para melhor, de cura, etc.). Dessa forma, ele saberia como agir.

Muitos brasileiros também colocaram o Brasil no cenário mundial e na linha de frente nos estudos do melanoma. O médico Antônio Prudente publicou, em 1933, no jornal *O Estado de S. Paulo*, uma série de artigos em que afirmava que o "o câncer é uma moléstia [doença] de perfeita curabilidade, quando tratada a tempo…" e que os fatores essenciais para o sucesso consistiam na "educação para o povo" e na necessidade de "diagnóstico precoce" (ou seja, detectar a doença ainda no começo dela).

Em 1997, foi criado o Grupo Brasileiro de Melanoma (GBM) (http://gbm.org.br/gbm/), que tem contribuído para divulgar o conhecimento atualizado sobre pesquisa, diagnóstico e tratamento.

DESCOBRINDO O CÂNCER EM DETALHES PARA DEFINIR COMO TRATAR

Espessura do tumor

Um melanoma começa a crescer primeiro de forma horizontal, na superfície da pele: é quando a pessoa percebe que uma pinta suspeita está maior e acaba procurando atendimento médico. Em um segundo momento, o melanoma começa a crescer "para dentro", atingindo as camadas profundas da pele e podendo se espalhar para outros órgãos (ou seja, ocorrer a metástase).

Em 1970, o patologista norte-americano Alexander Breslow introduziu o conceito de espessura (profundidade) do melanoma. Esse conceito, chamado de "espessura de Breslow", é até hoje utilizado para que o médico avalie a doença e defina o tratamento.

Para que a espessura do tumor seja revelada, o melanoma é medido desde o seu topo até a célula cancerosa mais profunda. A medição é feita por microscópio, na porção de pele que foi retirada do paciente (ou seja, na biópsia). O resultado é dado em milímetros.

Índice de Breslow (espessura do tumor)	Risco de metástase
Menor que 1 mm (espessura fina).	Baixo.
Entre 1,1 mm e 4 mm (intermediário).	Intermediário.
Maior que 4 mm (espesso).	Alto.

Quanto invadiu?

Em 1969, o dermatologista e patologista norte-americano Wallace H. Clark Jr., ao lado de colegas, apresentou o que ficou conhecido como "níveis de Clark". Esses níveis identificam quanto o melanoma se aprofundou.

Os níveis de Clark são descobertos pela biópsia. Eles são cinco (vão de I a V), aumentando conforme a invasão do melanoma através das camadas da pele. Por isso, também orientam o médico sobre a situação da doença e o tratamento a ser feito.

A figura abaixo mostra como a espessura de Breslow e os níveis de Clark verificam a penetração de um melanoma.

No lado esquerdo da figura, a espessura de Breslow:

- **baixo risco:** melanoma com **menos de 1 mm** de profundidade;
- **risco intermediário:** melanoma de **1,1 mm a 4 mm**;
- **alto risco:** melanoma com **mais de 4 mm**.

No lado direito da figura, os níveis de Clark:

- o melanoma é **nível I** quando se apresenta intraepidérmico, ou seja, "**dentro da epiderme**" (a camada mais superficial da pele);
- o melanoma já pode ser **nível II ou III** quando atinge a **derme papilar**, que é uma "subcamada" dentro da derme (que, por sua vez, é a segunda camada da pele, vindo depois da epiderme);
- o melanoma é **nível IV** quando já está na **derme reticular** (outra camada dentro da derme, abaixo da derme papilar);
- o melanoma é **nível V** quando chegou à hipoderme, que também se chama **tecido subcutâneo** e é a camada mais profunda da pele, vindo depois da derme.

Câncer de pele

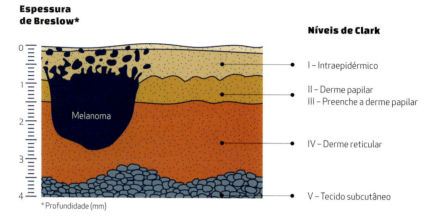

Fonte: adaptada de Oliveira Filho *et al.*, 2003, p. 95.

Ritmo de multiplicação das células

O processo de multiplicação das células tem o nome científico de mitose. O índice mitótico (ou taxa mitótica) informa se há células tumorais se multiplicando e, em caso afirmativo, a que ritmo. Por esse motivo, é um marcador importante na investigação de um melanoma. O índice mitótico também é obtido na análise do material de biópsia pelo patologista.

Presença ou não de ulceração

A úlcera é a popular ferida aberta. Para avaliação do melanoma, ela pode ser microscópica. A presença de ulceração indica maior gravidade, apontando para um maior risco de metástase. É um dos critérios utilizados para detectar o estágio em que o melanoma se encontra.

Linfonodos atingidos?

Como vimos anteriormente, linfonodos (antigamente chamados de gânglios) são como pequenos "nós" presentes nos vasos linfáticos. Os vasos linfáticos são responsáveis por transportar a linfa (líquido encarregado de eliminar impurezas produzidas pelas células), e os linfonodos funcionam como "filtros" nesse transporte. Eles são capazes de fazer uma análise do material que recebem dos vasos linfáticos, retendo impurezas, micro-organismos (como bactérias) e células cancerosas.

O processo de "limpeza" do organismo em que os linfonodos estão envolvidos faz com que eles possam ser atingidos por células cancerosas vindas pela linfa. É por esse motivo que linfonodos inchados são associados a suspeita de câncer.

É sabido que a maioria dos melanomas começa a se espalhar pelos vasos linfáticos atingindo os linfonodos. Por isso, junto com o panorama dado pela biópsia, o médico pode considerar a possibilidade de examinar também os linfonodos, fazendo uma outra biópsia.

Como existem vários linfonodos no corpo, para definir aquele que será retirado para a análise os médicos procuram saber qual é o linfonodo chamado de sentinela.

Linfonodo sentinela é o primeiro linfonodo a receber células malignas que "viajaram" pela linfa. Ele representa a primeira barreira defensiva do organismo contra o espalhamento do câncer; só depois dele outros linfonodos (ou gânglios) são afetados.

A retirada do linfonodo é uma cirurgia feita em hospital, muitas vezes com anestesia geral. Na véspera da cirurgia, o paciente recebe injeção de uma substância radioativa em locais perto do tumor. Ao entrar no corpo, essa substância se concentra no primeiro linfonodo que recebe a linfa daquela área – ou seja, o linfonodo sentinela. Ele é "descoberto" porque o médico, após a injeção daquela substância, utiliza um aparelho que detecta radiação, mostrando qual é o linfonodo que deve ser retirado.

O linfonodo sentinela extraído na cirurgia é examinado pelo médico patologista. O que esse médico descobre na análise serve para indicar o estado de outros linfonodos próximos. Casos eles tenham sido afetados, isso pode significar espalhamento do câncer, definindo o tratamento a ser adotado. Um dos tratamentos pode ser, inclusive, outra cirurgia para retirar outros linfonodos daquela base linfática.

Câncer de pele

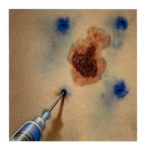

Para a descoberta do linfonodo sentinela, é injetada uma substância radioativa em regiões perto do tumor.

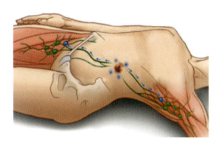

A substância injetada é drenada para o primeiro linfonodo que recebe a linfa de uma área do corpo. No exemplo da figura, há linfonodos sentinelas (em azul) em duas bases linfáticas: perto da mama esquerda e na região da virilha.

Linfonodo sentinela

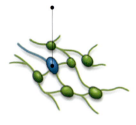

O linfonodo sentinela é "descoberto" quando os médicos utilizam um aparelho que detecta radiação, guiando o cirurgião até ele, para que seja retirado e, então, analisado. Com a análise, é possível obter mais informações sobre o estágio do tumor.

DESTAQUE

O ESTÁGIO DO TUMOR

Com as características de um tumor que são obtidas na biópsia e a análise dos linfonodos (gânglios), os médicos conseguem definir o estágio em que se encontra o câncer. O nome científico é estadiamento do tumor.

Os estágios do melanoma são dados por algarismos romanos. Na verdade, a classificação começa com zero e, então, vai de I a IV. Quanto mais baixo o algarismo romano, melhores as perspectivas de cura.

Estadiamento do melanoma	Significado
0	Melanoma restrito à área inicial, à epiderme.
I ou II	Melanoma localizado, sem disseminação para linfonodos ou sem disseminação em locais distantes.
III	Câncer identificado em linfonodos de regiões próximas à do tumor inicial, indicando que as células cancerosas invadiram os vasos linfáticos, podendo assim se disseminar para outros locais do corpo.
IV	Presença da doença em outros órgãos (como pulmões, fígado e cérebro).

Além desses algarismos, são utilizadas letras para classificar de forma ainda mais precisa o estágio do câncer. Por exemplo, há o estadiamento IB, o IIC, o IIIA, entre outros. Essas identificações fornecem um cenário detalhado da situação para o médico. Outros exames que também podem ser realizados são a tomografia computadorizada, o PET scan, a ressonância magnética e exames de sangue.

- **Tomografia computadorizada (TC):** a tomografia gera imagens detalhadas do interior do corpo. Às vezes, o paciente ingere um corante (ou recebe uma injeção dele) para que os órgãos e tecidos apareçam mais claramente e seja possível ver se apresentam tumor.

- **PET scan:** este exame busca células de câncer a partir de um método que pode ser considerado até curioso: o paciente recebe uma injeção com glicose radioativa (açúcar), e o aparelho roda ao redor do corpo para fazer um retrato dos locais em que a glicose está sendo utilizada. Quando há células cancerosas, elas ficam mais brilhantes porque são mais ativas e usam mais glicose do que as células normais.

- **Ressonância magnética:** aqui são obtidas imagens detalhadas de áreas dentro do corpo, como o cérebro. O paciente também recebe uma substância antes do exame. Essa substância se deposita em torno do câncer, fazendo com que as células tumorais apareçam mais brilhantes na imagem.

- **Exames de sangue:** eles são capazes de identificar substâncias liberadas por órgãos e tecidos no corpo. No caso do melanoma, é pesquisada uma enzima chamada DHL. Níveis elevados de DHL podem significar anormalidade.

CIRURGIA OU MEDICAÇÃO?

Vale a pena conhecer, aqui, o que significam expressões muito utilizadas no universo do tratamento do câncer, como "quimioterapia", "terapia alvo", "radioterapia" e "imunoterapia", que geralmente são aplicadas em conjunto com a cirurgia.

A **quimioterapia** consiste em administrar, pela veia, medicações que combatem diretamente a célula tumoral. Porém elas atingem também as células normais, levando a efeitos colaterais como náuseas, vômitos, dor de cabeça e queda de cabelo. O planejamento do esquema a ser adotado depende do estágio do tumor e das condições de saúde do paciente.

Existe um grupo de medicamentos que atuam em pontos específicos da célula tumoral; eles formam o que se chama **terapia alvo**.

A **radioterapia** é o tratamento utilizando equipamentos que emitem irradiação. Faz-se um planejamento antes para que sejam definidos os chamados campos de irradiação, ou seja, os locais do corpo que receberão os raios. É um tratamento indolor, geralmente aplicado para complementar a cirurgia.

A **imunoterapia** é o tratamento com medicações que estimulam o sistema de defesa do organismo (o sistema imunológico), para que este destrua as células cancerosas. A imunoterapia também apresenta efeitos colaterais, mas são bem menores que os da quimioterapia.

Na medicina, existe a expressão "padrão ouro" para denominar a conduta mais adequada e até consagrada para lidar com uma situação.

Para os tumores malignos da pele, o tratamento padrão ouro é a **cirurgia**. O tumor é retirado – e junto com ele é tirada também uma margem de segurança de pele "normal", ou seja, uma quantidade de pele em volta do tumor, para evitar que ele volte. A quantidade que deve ser retirada de pele "normal" (de 0,5 cm a 2 cm) depende do tipo do tumor, da profundidade e de sua localização.

Carcinoma basocelular

A grande maioria dos carcinomas basocelulares é tratada com cirurgia deixando margens de 0,5 cm, mas alguns subtipos podem exigir margem de segurança maior (1 cm). Na profundidade, é preciso dar no mínimo 0,5 cm de margem de tecido adiposo (gorduroso) normal, abaixo do tumor.

Em caso de lesões extensas e superficiais em pacientes idosos, uma das formas de combate consiste na chamada terapia fotodinâmica, em que se passa um creme no tumor e, em seguida, aplica-se uma luz sobre o local, para potencializar a ação do creme. As células cancerosas absorvem mais o creme e morrem intoxicadas. Outro tratamento é o feito com Imiquimode, medicamento que estimula o sistema imunológico a combater as células cancerosas. Essa medicação costuma ser ministrada 5 dias consecutivos por semana, durante 16 semanas, sob acompanhamento médico. Como efeito colateral, pode promover feridas na pele.

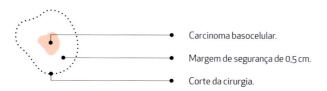

Carcinoma basocelular.

Margem de segurança de 0,5 cm.

Corte da cirurgia.

Carcinoma espinocelular

Para carcinoma espinocelular, a margem adequada é de 1 cm nas laterais, e na profundidade é preciso dar no mínimo 1 cm de margem de tecido adiposo (gorduroso) normal, abaixo do tumor. Caso a lesão seja grande (ou seja, tenha mais de 2 cm de diâmetro) e apresente ferida, deve ser feita biópsia de linfonodo sentinela para saber se as células cancerosas atingiram linfonodos próximos (o que, como visto anteriormente, significa espalhamento do tumor).

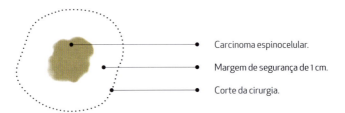

Carcinoma espinocelular.
Margem de segurança de 1 cm.
Corte da cirurgia.

Melanoma

Em melanomas, as margens de segurança dependem da profundidade do tumor (espessura de Breslow) e podem variar de 0,5 cm a 2 cm tanto na lateralidade como na profundidade.

Para as lesões que apresentam fatores de risco, como profundidade maior que 1 mm e ferida, também deve ser realizada a biópsia de linfonodo sentinela.

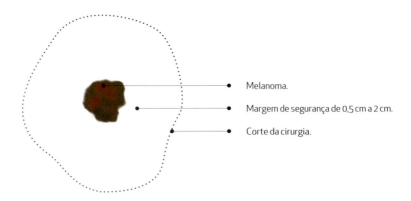

Melanoma.
Margem de segurança de 0,5 cm a 2 cm.
Corte da cirurgia.

No caso de melanomas que apresentem alto risco de voltar ou já avançados, o tratamento que costuma ser adotado é a imunoterapia. Nos melanomas de alto risco de recorrência, a imunoterapia é utilizada para complementar a cirurgia. Para os casos de melanoma avançado, a cirurgia é adotada mais para diagnóstico ou para melhora da qualidade de vida. A imunoterapia e/ou a terapia alvo são o tratamento principal.

TIRA-DÚVIDAS

- **Existe tratamento de câncer de pele apenas com radioterapia, quimioterapia ou imunoterapia, sem cirurgia? E existe tratamento que une cirurgia a essas terapias?**

    Sim, nas situações de tumores avançados em que o paciente não tem condições físicas para uma cirurgia ou em que o tumor seja considerado inoperável, a radioterapia e a quimioterapia podem ser utilizadas. Essas terapias também podem ser aplicadas quando a cirurgia não curou a doença (ou seja, ficou tumor residual) e não há boas condições para uma nova cirurgia.

- **Existe em câncer de pele a conduta de primeiro aplicar terapia para reduzir o tumor e depois operar?**

    Sim. No caso de melanomas com metástases próximas do tumor inicial, a imunoterapia antes da cirurgia traz bons resultados. Mas não é rotina fazer quimioterapia antes da cirurgia.

PERSPECTIVAS PARA O FUTURO

Os avanços no tratamento do melanoma estão muito ligados à evolução da chamada **biologia molecular**, que estuda em detalhes os processos dentro das células. Sendo o câncer uma doença causada pelas mutações nas células, saber cada vez mais do funcionamento delas abre caminho não só para a prevenção como também para o combate de um câncer que tenha sido confirmado.

Caminho para a prevenção porque, com os avanços, será possível saber se uma lesão é benigna ou maligna de uma maneira que as técnicas atuais da biópsia ainda não permitem.

Caminho para o combate porque, sabendo mais das atividades das células, é possível desenvolver **medicamentos mais eficientes e com menos efeitos colaterais**. Medicamentos mais eficientes são uma grande esperança para o tratamento do melanoma avançado; ele se tornaria uma doença crônica, permitindo um longo convívio do paciente com a doença e favorecendo o caminho para a cura.

Outro avanço está em saber qual seria o perfil genético que poderia ajudar a **identificar pessoas com um risco elevado** para melanoma – isso ajudaria não só a prevenir a doença como também a detectá-la o mais cedo possível.

Esse uso da biologia molecular permite o que é chamado de **medicina personalizada**, ou seja, a medicina que trabalha a partir dos traços genéticos da pessoa (que são únicos, diferentes dos de qualquer outra pessoa).

Em outra frente, os estudos vêm buscando também **novas terapias**. Por exemplo, no final de 2015 os Estados Unidos aprovaram o primeiro tratamento para melanoma utilizando vírus: o herpes vírus tipo 1 modificado. O vírus se multiplica dentro da célula cancerosa, arrebentando-a, e ainda tem a capacidade de "recrutar" o sistema imunológico da pessoa, fortalecendo-a. Desde essa época, esse tratamento está sendo observado, e, na opinião dos estudiosos, ele tem menos efeitos colaterais que a quimioterapia convencional e pode funcionar em melanomas inoperáveis e em estado avançado.

Enquanto esses estudos vão sendo aprofundados, a perspectiva mais realista e aplicável é utilizar tudo o que se sabe até hoje para ajudar na prevenção e no diagnóstico precoce, já que uma cirurgia localizada é capaz de curar a maioria dos pacientes com melanoma primário localizado (ou seja, aquele que não invadiu tecidos vizinhos nem se disseminou para outros órgãos).

A **prevenção** significa levar ao maior número possível de pessoas o conhecimento de como elas devem observar a própria pele (para que procurem o médico diante de uma pinta suspeita) e também o conhecimento dos perigos do sol (para que adotem um estilo de vida mais saudável).

VALE LEMBRAR

- O tratamento do câncer de pele é orientado pelo estágio em que o tumor se encontra. Boa parte das informações sobre o estágio do tumor é revelada pela biópsia.

- O tratamento mais utilizado no câncer de pele é a cirurgia para a retirada do tumor. Junto com o tumor é tirada também uma margem de segurança de pele "normal", para evitar que ele volte.

- Quimioterapia, terapia alvo, radioterapia e imunoterapia também podem ser utilizadas para combater o câncer de pele, embora a prática mais comum seja a cirurgia.

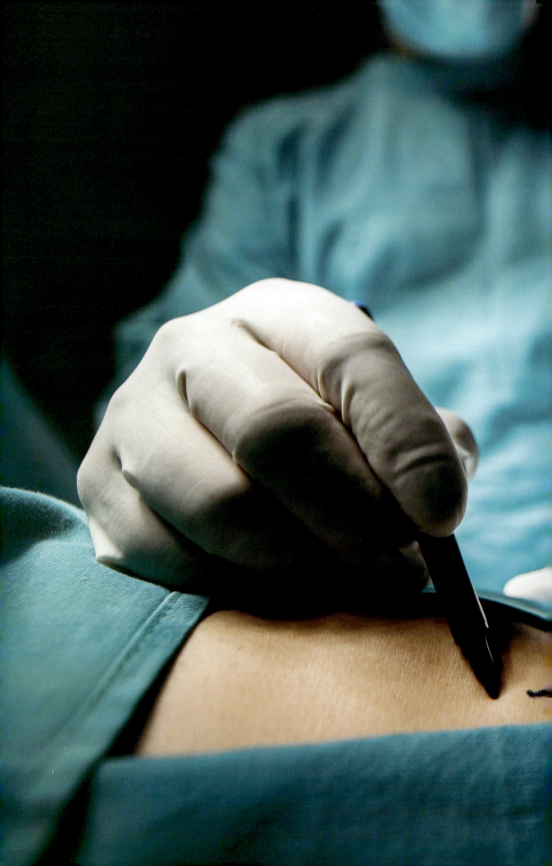

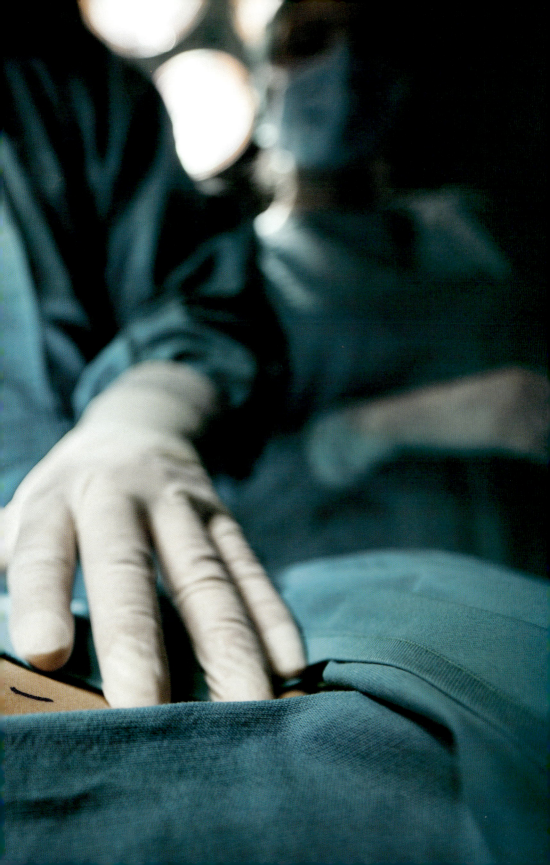

Reconstrução

Como vimos no capítulo anterior, na maioria das situações o tratamento de um câncer de pele envolve cirurgia para retirar o tumor.

Quando o câncer está localizado na face e a retirada pode deixar sequelas estéticas no paciente, pode ser necessária também a atuação de um cirurgião plástico. Nesses casos, o cirurgião oncológico (que tem como foco a retirada do tumor) trabalha em conjunto com o plástico na mesma cirurgia. Mas podem existir situações em que é necessário um segundo tempo de cirurgia plástica. Essa segunda cirurgia ocorre geralmente de 3 a 6 meses depois da primeira.

EXEMPLOS DE TRATAMENTO CIRÚRGICO

O planejamento de uma cirurgia reparadora em casos de retirada de câncer de pele tem dois objetivos principais:

- fornecer pele para cobrir o defeito que vai ficar após a retirada do tumor;
- deixar as cicatrizes em locais nos quais elas serão menos perceptíveis no futuro.

Em geral, os pontos após a cirurgia permanecem por 7 a 15 dias, dependendo do caso. Nesse período, a região pode ficar descoberta ou coberta por curativo. A exposição ao sol é contraindicada. Após a retirada dos pontos, o paciente usa um curativo tipo "ponto falso" com fita microporosa por 3 meses. Depois desse prazo, são indicados cremes para melhorar a cicatrização e protetor solar.

Caso: retirada de carcinoma basocelular no canto externo do olho direito

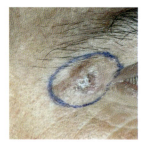

O delineamento das margens de segurança de pele normal a ser retirada (feito pelo cirurgião oncológico, responsável pela remoção do tumor) demonstrou que a operação deixaria um grande dano estético, já que simplesmente aproximar as margens de pele restantes e uni-las para cobrir a área da retirada resultaria em uma deformidade na região do olho direito do paciente.

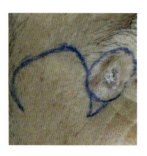

O cirurgião plástico optou por mover pele da lateral do rosto (têmpora) do paciente para reparar a deformidade que seria causada pela retirada do tumor. O prolongamento do desenho em azul mostra o local de onde a pele "de reposição" seria retirada. Com essa medida, seriam preservadas as distâncias entre as estruturas da região do olho (posição do supercílio, das pálpebras e do canto externo do olho).

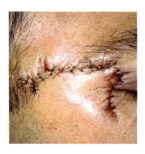

Foto feita ao final da cirurgia (realizada com anestesia geral).

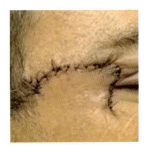
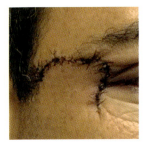

De maneira geral, os pontos permanecem por 7 a 15 dias. Estas fotos são do paciente no sétimo dia após a cirurgia. Neste caso, os pontos ficaram por 15 dias.

Caso: retirada de carcinoma basocelular na têmpora esquerda

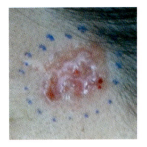

A foto mostra o delineamento das margens de segurança feito pelo cirurgião oncológico para a retirada de carcinoma basocelular na região temporal esquerda. A dificuldade aqui é que não seria possível reparar a área da retirada apenas aproximando e unindo as margens restantes, pois a pele do local não tem elasticidade e não há "sobra" de pele.

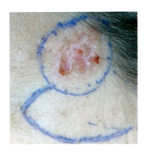

O cirurgião plástico optou por mover a pele da "vizinhança" na forma de um "retalho". Esse retalho veio de baixo para cima, porque a pele da face se move melhor que a da testa.

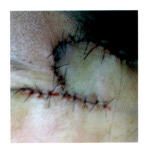

Foto ao final da cirurgia (realizada com anestesia geral).

Câncer de pele

Caso: retirada de carcinoma espinocelular no rosto e no nariz

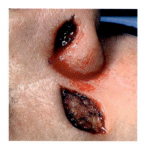

Esta foto, de um paciente com dois carcinomas espinocelulares (no rosto e no nariz), foi feita durante a cirurgia, após o resultado do exame de congelação das margens. Esse exame, feito na cirurgia, tem o objetivo de mostrar a situação da pele ao redor das lesões. O resultado mostrou que a lesão da face estava com margens livres de tumor, mas para a lesão do nariz seria necessário ampliar as margens de segurança no processo de retirada da lesão maligna.

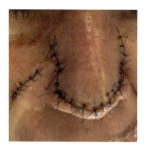

A retirada do tumor no nariz deixou um grande defeito estético, e por essa razão o cirurgião plástico optou por mobilizar a pele do nariz como um todo, deixando as cicatrizes apenas nas laterais. A foto mostra o aspecto no nariz no final da cirurgia, que foi realizada com anestesia geral e durou 2 horas. Os pontos permaneceram por 15 dias.

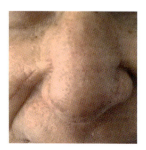

A foto mostra o aspecto 1 mês após a cirurgia. O paciente não usou a fita microporosa por 3 meses. Utilizou apenas cremes para melhorar a cicatrização, além de protetor solar.

Retirada de melanoma no canto interno do olho esquerdo

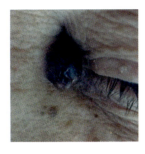

Neste caso, de um melanoma em uma paciente idosa, não seria possível aproximar e unir as áreas restantes de pele após a retirada do tumor, pois essa medida causaria uma grande deformação no local.

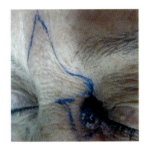

O cirurgião plástico optou por trazer tecido da região entre os supercílios, acima do nariz. O desenho em azul mostra o planejamento do retalho cutâneo.

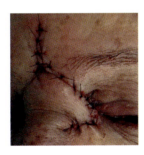

A foto mostra o final da cirurgia (realizada com anestesia geral).

Retirada de melanoma na região do olho esquerdo

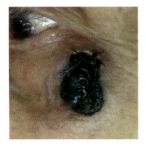

Melanoma na pálpebra inferior do olho esquerdo. Segundo a paciente, a lesão havia surgido 4 meses antes e cresceu continuamente. Na época da foto, apresentava-se irregular, nodular e escura, com áreas esbranquiçadas. Pela localização deste melanoma, era fundamental a participação de cirurgião plástico.

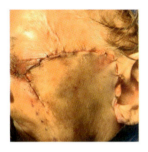

Após o cirurgião oncológico retirar a lesão (deixando as margens de pele adequadas, conforme explicado no capítulo anterior), o cirurgião plástico fez a reconstrução. Para isso, o plástico realizou movimentos de rotação e avanço de retalhos da pele (tanto do local da lesão como também da região próxima).

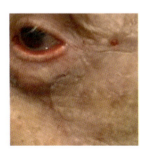

Aspecto aproximadamente 3 meses depois da cirurgia.

TIRA-DÚVIDAS

- Qual é o aspecto das cicatrizes após uma cirurgia de retirada de tumor de pele?

    Desde que o planejamento da cirurgia reparadora tenha sido satisfatório e o pós-operatório transcorra sem complicações (infecção, pontos que abrem, morte de uma parte da pele transferida) e com os devidos cuidados (fita microporosa, cremes para melhorar a cicatrização, uso de protetor solar), em 1 ano após a operação as cicatrizes costumam estar claras, finas e bem discretas.

A VIDA DEPOIS DA CIRURGIA

A rotina de uma pessoa que passa por cirurgia de retirada de câncer de pele envolve cuidados em relação a três aspectos:

- a recuperação da cirurgia em si;
- o controle do tumor que foi retirado;
- a prevenção da ocorrência de um novo tumor em outro local do corpo.

Como vimos, os pontos em geral são retirados de 7 a 15 dias depois da cirurgia. Após a retirada dos pontos, é usado um curativo tipo "ponto falso" com fita microporosa por 3 meses. Depois desse período, o paciente utiliza cremes para estimular a cicatrização, além do protetor solar. Aqui estamos falando da recuperação da pele e do aspecto estético.

Já o controle do câncer é feito pelo cirurgião oncológico e depende do tipo de tumor. Se o tumor retirado era um melanoma, são realizados exames complementares de sangue e de imagem de acordo com o estágio dele. Por ser o câncer de pele mais agressivo, os retornos do paciente ao médico são mais frequentes e em intervalos menores: nos primeiros 2 anos após a cirurgia, são comuns retornos a cada 3 meses. Depois disso e até se completarem 5 anos da cirurgia, os retornos passam a ser de 6 em 6 meses. Após esse prazo, os retornos costumam ser anuais. Ou seja, atualmente os pacientes são aconselhados a fazerem acompanhamento médico mesmo depois do prazo de 5 anos.

Os estudos apontam que quem passou por um melanoma tem maior possibilidade de desenvolver novos melanomas. Também é sabido que pessoas que tiveram carcinoma (tanto o basocelular como o espinocelular) apresentam maior risco de desenvolver um melanoma. Por isso, essas pessoas necessitam de um acompanhamento médico mais rigoroso. Paralelamente ao tratamento, as medidas de prevenção nunca devem deixar de ser tomadas.

A autoestima

Existem estudos que associam baixa autoestima ao câncer de pele, pelo fato de a doença muitas vezes se manifestar no rosto e no pescoço. Como o rosto é o nosso "cartão de visitas", uma lesão nessa região normalmente afeta a autoestima.

Quando o paciente consegue ter a real noção dos riscos que um câncer de pele pode representar – principalmente o melanoma –, a questão estética acaba ficando em segundo plano. O foco é curar a doença. A medicina conta hoje com recursos para reparar, na medida do possível, áreas afetadas pelo câncer de pele. A nova vida de quem supera a doença inclui um cuidado maior com a exposição solar que não é apenas benéfico para prevenir que um novo tumor apareça; esse cuidado faz parte de um estilo de vida mais saudável, que caminha junto com o bem-estar (que, por sua vez, é aliado da estética).

VALE LEMBRAR

- Nos casos em que a retirada do tumor pode provocar sequelas estéticas, o cirurgião plástico pode atuar na mesma cirurgia de retirada ou em uma cirurgia posterior (feita de 3 a 6 meses depois da primeira).

- Tomados os devidos cuidados e desde que não tenha havido complicações após a cirurgia, 1 mês depois da operação os resultados estéticos já podem ser bem satisfatórios, e 1 ano depois as cicatrizes costumam ser bem claras e finas.

- O acompanhamento após a cirurgia depende das características do tumor. Atualmente, mesmo que não haja mais sinais de câncer após 5 anos do tratamento cirúrgico, é recomendado que o acompanhamento médico seja continuado (consultas anuais), como medida preventiva e de segurança para o paciente.

Glossário

Achado. No atendimento médico, significa o encontro de uma alteração significativa que o paciente não havia informado. Por exemplo, a paciente procurou o médico por causa de um nódulo ("caroço") na mama. Durante o exame clínico, o médico identifica um câncer de pele. Isso é um achado.

Biologia molecular. Parte da biologia que utiliza técnicas especializadas para estudar as moléculas (que são as menores partes funcionais das células, ou seja, as menores partes das células que exercem alguma atividade).

Biomarcadores. Moléculas que caracterizam/indicam um fenômeno ou uma doença. Os biomarcadores são detectados em exames de sangue. Por exemplo, um exame de sangue em que apareça o biomarcador PSA aumentado indica que a pessoa pode ter câncer de próstata; um exame com o biomarcador Ca15.3 aumentado significa que a pessoa pode estar com câncer de mama.

Camada de ozônio. Camada da atmosfera rica em ozônio (molécula formada por átomos de oxigênio). A camada de ozônio é muito importante na proteção da superfície terrestre contra os raios solares. Sua diminuição está relacionada ao aumento dos casos de câncer de pele.

Carcinogênico, carcinógeno. Modo de chamar substâncias que têm potencial de iniciar o câncer ou fazê-lo progredir. Por exemplo, a radiação solar é um carcinogênico para o câncer de pele.

Célula neoplásica. Célula de uma neoplasia (ou seja, de um tumor, que pode ser benigno ou maligno). Na grande maioria das vezes, a expressão "célula neoplásica" se refere a uma célula cancerosa.

Cirurgião oncológico. Médico especializado no tratamento cirúrgico de tumores malignos. A cirurgia oncológica é considerada uma especialidade para procedimentos de alta complexidade, como é o caso da retirada de melanoma. Outros exemplos de alta complexidade são a cirurgia para tirar tumores malignos das chamadas partes moles do corpo (músculos, gorduras, tendões, nervos) e para retirar grandes extensões da região pélvica atingidas por câncer.

Crescimento radial (ou horizontal) e crescimento vertical do melanoma. Quando o melanoma se inicia, ele cresce primeiro horizontalmente, pela epiderme (a primeira camada da pele). Esse crescimento é chamado de radial ou horizontal. Quando ele invade a derme (a segunda camada da pele), passa a ter um crescimento vertical, em direção à profundidade.

Dermatologista. Médico especializado no tratamento das doenças da pele.

Diagnóstico. Definição do tipo de doença; confirmação de uma doença. Nos casos de câncer, inclusive os de pele, o diagnóstico é feito por meio de uma biópsia, que coleta parte da lesão suspeita (ou toda ela) para que o material retirado seja analisado pelo médico patologista.

Diagnóstico precoce. A definição/confirmação de uma doença que é feita no começo dela.

Displasia. Surgimento de anomalias no desenvolvimento de um órgão ou de um tecido do corpo, nas quais ocorre uma proliferação celular que resulta em células de características alteradas.

DNA. Molécula presente no núcleo das células de todos os seres vivos e que carrega toda a informação genética de um organismo.

Doença congênita. Doença presente desde o nascimento.

Embriologia. Parte da biologia que estuda o desenvolvimento do embrião, desde o ovo até o nascimento.

Estudo anatomopatológico. Estudo realizado para diagnosticar uma doença. O médico retira uma parte da lesão suspeita (ou mesmo toda ela) para fazer a análise. O ato de coletar a amostra se chama biópsia, e a análise do material retirado é o estudo anatomopatológico.

Fator de risco ambiental. Fator de risco que provém do meio ambiente, como radiação solar e poluição, por exemplo.

Gene. Parte do DNA cuja expressão resulta na produção de uma proteína que determina as características da hereditariedade.

Gene supressor de tumor. Gene cuja expressão impede o desenvolvimento de um tumor. Todos nós temos genes supressores de tumores naturalmente. Se, por motivos diversos, eles são modificados ou inativados, ficamos propensos a desenvolver câncer.

Genoma. Conjunto total de genes de um organismo.

Histologia. Parte da biologia que estuda os tecidos, que são estruturas que formam os órgãos.

Histopatológico. Termo utilizado como sinônimo de "anatomopatológico". Assim como o estudo anatomopatológico, o estudo histopatológico analisa um tecido do corpo que apresenta alterações para que seja constatada/confirmada uma doença.

Imunossupressor. Substância que inibe a ação do sistema imunológico, tornando o organismo mais frágil.

Imunoterapia. Tratamento que visa estimular o sistema imunológico a combater determinada doença.

Medicina personalizada. Medicina baseada em informações genéticas e de biologia molecular para definir um tratamento direcionado àquele paciente em questão.

Melanoma metastático. Melanoma que já se espalhou para outros órgãos distantes do tumor primário.

Melanomas primários múltiplos. Dois ou mais melanomas que se originam em locais diferentes da pele. Podem ser sincrônicos (ou seja, coexistem no tempo) ou metacrônicos (um ocorre depois do outro).

Molécula. Menor parte da célula que ainda apresenta uma função.

Neoplasia. Formação de um tecido novo, na maioria das vezes de um tumor. A neoplasia pode ser benigna ou maligna (nesse caso, também é chamada de câncer).

Oncogênese. Processo de formação e desenvolvimento de um tumor.

Oncologista. Médico especialista no tratamento de câncer.

Patogênese. Mecanismo pelo qual se forma uma doença.

Patologista. Médico especialista em fazer exame histopatológico e estabelecer o diagnóstico de doenças.

Procedimento invasivo. Procedimento que envolve a invasão do corpo por algum instrumento, como uma agulha para biópsia.

Procedimento não invasivo. Procedimento que não envolve a invasão do corpo por algum instrumento, não promove a ruptura de tecidos. Um exemplo é a ultrassonografia.

Prognóstico. Definição de como deverá ser a evolução de determinada doença. Baseia-se nos chamados fatores prognósticos. No caso dos cânceres de pele, um fator prognóstico é o tipo de câncer (se ele é melanoma ou não melanoma). Sendo melanoma, são fatores prognósticos a espessura de Breslow (profundidade), a presença ou não de ferida e o ritmo de multiplicação das células cancerosas.

Radiologista. Médico especialista em fazer diagnóstico por imagens, como ultrassonografia, tomografia computadorizada e ressonância magnética.

Recidiva. Volta da doença.

Remissão. Período em que a doença não se manifesta, nem clinicamente (ou seja, sem sintomas e queixas do paciente) nem por exames complementares.

Bibliografia

A.C.CAMARGO Cancer Center. *Biografia Antônio Prudente*. Disponível em http://www.accamargo.org.br/campanha/biografia.html. Acesso em 17/4/18.

CARVALHO, Marcelo Prado de *et al*. "Autoestima em pacientes com carcinomas de pele". Em *Revista do Colégio Brasileiro de Cirurgiões*, 34 (6), 2007.

FERREIRA, Lydia Masako. *Guia de cirurgia plástica*. Barueri: Manole, 2007.

GRUPO BRASILEIRO DE MELANOMA. *O melanoma*. Disponível em http://gbm.org.br/o-melanoma/#1497020078871-d159fe25-1c68. Acesso em 17/4/18.

INSTITUTO NACIONAL DE CÂNCER JOSÉ ALENCAR GOMES DA SILVA (INCA). *Pele melamoma*. Disponível em http://www2.inca.gov.br/wps/wcm/connect/tiposdecancer/site/home/pele_melanoma. Acesso em 29/5/18.

INSTITUTO ONCOGUIA. *Câncer da pele é o de maior incidência no Brasil e no mundo*, 2016. Disponível em http://www.oncoguia.org.br/conteudo/cancer-da-pele-e-o-de-maior-incidencia-no-brasil-e-no-mundo/9264/7/. Acesso em 17/4/18.

MACEDO, Jorge. "Pesquisa mineira mostra que radiação no Brasil é maior do que se pensava". Em *Estado de Minas*, 10/2/14. Disponível em https://www.em.com.br/app/noticia/tecnologia/2014/02/10/interna_tecnologia,496764/pesquisa-mineira-mostra-que-radiacao-no-brasil-e-maior-do-que-se-pensava.shtml. Acesso em 17/4/18.

NEVES, René Garrido *et al. Câncer da pele*. Rio de Janeiro: Medsi, 2001.

OLIVEIRA FILHO, Renato Santos de & OLIVEIRA, Daniel Arcuschin de. *Melanoma cutâneo: conhecer para melhor combater*. 1ª ed. Rio de Janeiro: Barra Livros, 2016.

OLIVEIRA FILHO, Renato Santos de *et al. Melanoma cutâneo localizado e linfonodo sentinela*. São Paulo: Lemar, 2003.

OLIVEIRA FILHO, Renato Santos de *et al.* "Serum level of vitamin D3 in cutaneous melanoma". Em *Einstein*, nº 12, São Paulo, 2014.

OLIVEIRA FILHO, Renato Santos de *et al.* "Suspected melanoma only when the lesion is greater than 6 mm may harm patients". Em *Einstein*, nº 13, São Paulo, 2015.

PREVENÇÃO DE CÂNCER – CLÍNICA PROF. DR. RENATO SANTOS. *Melanoma*. Disponível em http://www.prevencaodecancer.com.br/principais_tipos/melanoma.php. Acesso em 16/5/18.

VOCÊ SABE O QUE É ÍNDICE UV?, 2016. Em *A Tribuna On-line*. Disponível em http://www.atribuna.com.br/noticias/detalhe/noticia/voce-sabe-o-que-e-indice-uv-veja-como-se-proteger/?cHash=307d17d1b86ec47bc74fed3771a6346d. Acesso em 17/4/18.

Sobre os autores

DANIEL ARCUSCHIN DE OLIVEIRA

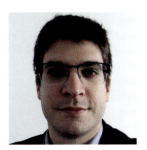

Cirurgião geral, membro adjunto do Colégio Brasileiro de Cirurgiões (CBC), aluno do curso de Mestrado Profissional em Ciência, Tecnologia e Gestão Aplicadas à Regeneração Tecidual da Escola Paulista de Medicina da Universidade Federal de São Paulo (UNIFESP/EPM).

HEITOR CARVALHO GOMES

Cirurgião plástico, membro titular da Sociedade Brasileira de Cirurgia Plástica (SBCP), professor orientador do curso de Mestrado Profissional em Ciência, Tecnologia e Gestão Aplicadas à Regeneração Tecidual da UNIFESP/EPM.

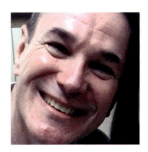

RENATO SANTOS DE OLIVEIRA FILHO

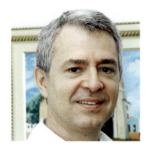

Cirurgião oncológico, membro titular do Colégio Brasileiro de Cirurgiões e da Sociedade Brasileira de Cirurgia Oncológica (SBCO), professor orientador do curso de Mestrado Profissional em Ciência, Tecnologia e Gestão Aplicadas à Regeneração Tecidual da UNIFESP/EPM.

LYDIA MASAKO FERREIRA

Professora titular da disciplina de Cirurgia Plástica da UNIFESP/EPM, pesquisadora CNPQ 1A, coordenadora do Programa de Pós-Graduação em Cirurgia Translacional da UNIFESP/EPM. Professora orientadora do curso de Mestrado Profissional em Ciência, Tecnologia e Gestão Aplicadas à Regeneração Tecidual da UNIFESP/EPM.

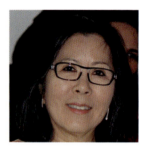

Índice geral

"Memória" da pele, A 31

Agradecimentos 12

Atenção ao serviço de meteorologia 82

Atenção não só entre 10 horas e 16 horas 32

Autoestima, A 112

Banho de sol × insolação 36

Bebês e crianças 81

Bibliografia 119

Bronzeado e a "aparência de saudável" 24

Camadas da pele, As 19

Caminhos do câncer, Os 49

Cânceres de pele, Os 49

Carcinoma basocelular 97

Carcinoma espinocelular 98

Caso: retirada de carcinoma basocelular na têmpora esquerda 107

Caso: retirada de carcinoma basocelular no canto externo do olho direito 106

Caso: retirada de carcinoma espinocelular no rosto e no nariz 108

Causas e riscos 62

Cirurgia ou medicação? 96

Cisto sebáceo 43

Como usar o protetor solar 77

Confirmação da doença 66

Cor da pele × sol 23

Danos à pele e cicatrizações 21

Descobrindo o câncer em detalhes para definir como tratar 90

Escudos contra o sol 73

Espessura do tumor 90

Estágio do tumor, O 95

Exemplos de pintas com suspeita de malignidade 58

Exemplos de tratamento cirúrgico 105

Ferimentos 21

Glossário 115

Hematomas 22

Intensidade do sol (índice UV), A 33

Lentigo maligno, O 60

Linfonodos atingidos? 92

Mais comum (carcinoma basocelular), O 52

Melanoma 98

Menos comum, porém mais agressivo (melanoma cutâneo), O 55

Nota do editor 8

O que podemos e o que não podemos controlar 72

Pele, A 17

Perspectivas para o futuro 99

Pinta comum 42

Pintas benignas 45

Pintas e outros sinais que não são câncer 41

Pintas que podem virar câncer 58

Presença ou não de ulceração 92

Prevenção 71

Processos que acontecem em nossa pele 20

Proteção física 73

Proteção na praia 79

Proteção no dia a dia 82

Proteção química 76

Protetores × bronzeadores 77

Protetores ou bloqueadores? 76

Quanto invadiu? 91

Quanto usar do protetor solar 79

Queimaduras 22

Queloide 22

Queratose actínica, A 61

Queratose seborreica 43

Radiação nos diferentes ambientes, A 35

Reconstrução 105

Retirada de melanoma na região do olho esquerdo 110

Retirada de melanoma no canto interno do olho esquerdo 109

Ritmo de multiplicação das células 92

Segundo mais frequente (carcinoma espinocelular), O 53

Sinais de alerta para o carcinoma basocelular 53

Sinais de alerta para o carcinoma espinocelular 54

Sinais de alerta para o melanoma 57

Sobre os autores 121

Sol que faz mal, O 30

Sol, O 29

Sumário 7

Tira-dúvidas 25, 34, 36, 44, 62, 65, 78, 84, 99, 111,

Tratamento 89

Tumor benigno × tumor maligno 41

Tumores malignos na pele 51

Vale lembrar 25, 37, 45, 67, 85, 101, 113,

Vida depois da cirurgia, A 111